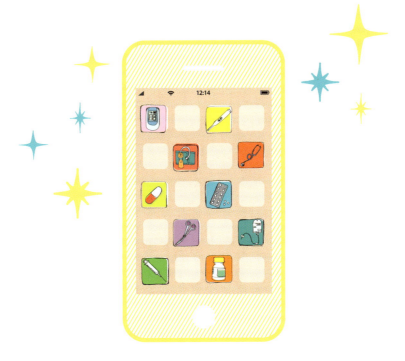

あなたのスマホ 看護に役立ちます!

前田樹海 著

日本看護協会出版会

Introduction

　スマートフォン(スマホ)を、電話やLINEメインでつかうのはもったいない。インターネット上のさまざまなクラウドサービスを利用して、看護の現場をもっと快適にできないだろうか、という着想から本書は生まれました。

　本書は、看護職が現場のお役立ちツールとしてスマホやクラウドサービスを使い倒すための本です。スマホやそれぞれのサービスの使い方のようなノウハウ的な内容も盛り込んでいます。でも、最も強調したかったのは、看護にスマホやクラウドが大いに役立つ、という提案です。

　それが使いにくいものであっても、職場にすでにある機器やツールを使うことが当たり前だと思っていませんか。スマホ＋クラウドには自分たちの使いやすいものを自分たちの手でクリエイトできる自由と便利さがあります。

　あなたも、本書を使って、単なるスマホユーザから、スマホで仕事を快適にするクリエイターに変身してみましょう。

※クラウドサービスの特性として、パッケージ版のアプリに比べてアップデートの頻度が多く、本書のスクリーンショットとは見た目が変わってしまうことがあることをあらかじめご了承下さい。

Contents

第1章　スマホをもっと活用するための基礎知識　　7
　スマホの操作は直感的！　　8
　スマホの設定のキホン！　　10
　iPhone 設定のキホン！　　12
　さまざまな入力や記録法　　14
　Google アカウント登録　　16
　Apple ID の登録！　　18
　スマホの機能を大進化！　　20
　バックアップ法あれこれ　　22
　スマホの紛失に備えよう　　24
　スマホを見つける方法！　　26
　スマホを大活用する鍵！　　28
　どんな端末でもアクセス！　　30
　優れた情報共有手段です！　　32
　バックアップ不要環境へ　　34

第2章　8つのクラウドサービスを大活用！　　37
　まずは Google から！　　38
　超オススメ4アプリ！　　40
　優れたクラウドブラウザ　　42
　クラウド管理と一元化　　44

スケジュールを共有！	46
これが Google 版 Office	48
レポートをどこでも編集	50
レポートを共同制作！	52
表作成はまかせなさい！	54
どこでもアクセス便利箱	56
共同作業でコピー代節約！	58
スマホ時代の万能メモ帳	60
どんどんスクラップ！	62
メモをみんなでシェア！	64
有料版で機能充実！	66
いわば新たな名刺です！	68
フレンドとつながろう！	70
個人的な日記として	72
コミュニティを作ろう！	74
仕事に最適な IM は？	76
瞬間コミュニケーション	78
チーム全員に一斉伝達！	80
音声認識入力や動画も OK	82
リアルタイムに伝達！	84

第3章　ケーススタディ：スマホと看護のいい関係　87

- スマホで書籍検索　88
- スマホで文献検索　90
- スマホでアンケート調査　92
- 文献をクラウドで管理　94
- 共同研究のプラットフォーム　96
- プレゼン資料もクラウドで　98
- スマホでバーチャル発表会　100
- 勤務表はクラウドで提供　102
- 連絡先をクラウドで共有　104
- ネタ帳はクラウドに　106
- スマホで自動で行動記録　108
- メッセンジャーアプリで連絡　110
- 共有カレンダーで予定管理　112

第4章　スマホで広がる看護の未来　115

- クラウドサービスで作るカーデックス　116
- スマホを活用して書き言葉依存から脱却　118
- 看護師のコミュニケーションにスマホを活用　120
- クラウドで看護記録の蓄積と活用　122

第1章

スマホを もっと活用するための 基礎知識

　本書を手にした方の中には、まだスマホを使ったことがないという方もいるでしょう。そんな人のために、すぐに使いこなすためのツボをお教えします。さらに、「クラウド」を知ることで、スマホの使い勝手を高め、共同作業にも役立てることができるようになります！

Part 01 　スマホの基本
Part 02 　クラウドって何？

スマホの基本
スマホの操作は直感的！

固定ボタンの操作から、画面に直接触れる操作ができるようになったスマホ。これにより、操作のバリエーションも大進化を遂げ、使いやすさも向上！ 直感的操作なので慣れれば簡単です！

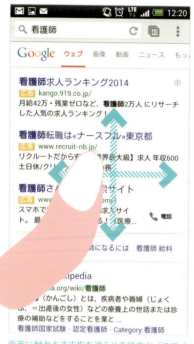

画面に触れたまま指を滑らせる操作が「スワイプ」。画面を上下左右に繰る時などに使います。スッと勢いよく指を滑らせてから離すと、惰性でページを繰ることもできます。

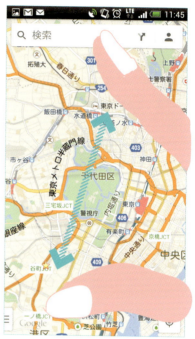

拡大・縮小したい時には、2本の指で触れて、広げたり縮めたり。この操作を「ピンチアウト」（拡大）、「ピンチイン」（縮小）と言います。地図や写真などを拡大・縮小する時に便利です。

　スマホはなんとなく取っつきにくくて、古いガラパゴス・ケータイ（以下ガラケー）のままという方はいませんか？　スマホはガラケーのような固定ボタンではなく、画面に直接触れて操作ができるとわかっていても、改めて操作法方法を覚えるのは億劫だし・・・。でも、画面に直接タッチすることで、今までにない便利な操作ができる上、その操作はすごく直感的なので、実はコツコツ覚える必要もなく、あっという間に慣れてしまうはず。

　「なんだ、こんな感じかぁ」というコツさえわかれば、ここではこんな操作ができるかも！と、推測を働かせることもできます。

第1章
スマホをもっと活用するための基礎知識

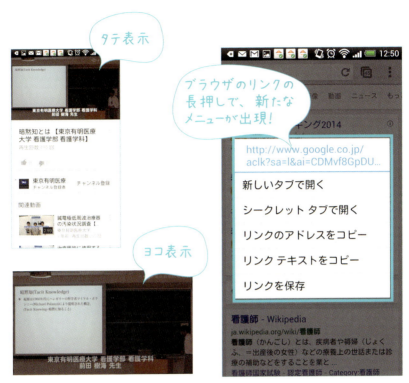

横向きの画面で見たほうが見やすいと感じた時は、横に向けてみましょう。たとえば、動画サイトのYouTubeで、ムービーを見る際、画面を横向きにするだけで、拡大表示されます。

知っておくと操作の勘が働くのが、「ダブルタップ」（2度押し）や「長押し」これによりメニューが開いたり、新たな操作ができることもあります。長押し&ドラッグといった複合操作もあります。

　以下PCやデバイス（以下端末）の進化は、使い勝手の進化とも言えます。ひと昔前に、使えなかったものでも、今使ってみると、案外スッと飲み込めたりするものです。スマホで画面に直接触れて操作する感覚がわかれば、タブレットでもまったく同じ感覚で操作できますし、この先も、画面に触れる端末は大丈夫。将来、今までのイメージを覆すような、また新たな操作方法が出てきたとしても、それは今よりもっと直感的で、より多くの人がもっと使いやすくなるように進化しているはずです。ぜひスマホにトライして、直感的な操作を楽しみながら、いろいろ試してみてください。

スマホの基本
スマホの設定のキホン！

1つ覚えたことを手がかりに、とにかく触ってみる。設定画面や開けるメニューはどんどん開いてみる。それがスマホを使いこなす近道。手始めにスマホ全般の設定画面から、覗いてみましょう！

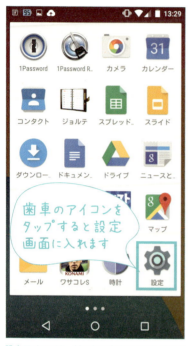

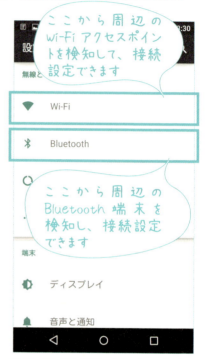

設定アイコンは、だいたい歯車のようなデザインになっています。長押し&トラッグでアイコンの表示位置かカスタマイズできるので、トップ画面など、すぐ開けるところに置いておきましょう。

設定＞「ワイヤレスとネットワーク」では、ネットワークに関するさまざまな設定ができます。Wi-Fiの通信を利用したり、Bluetooth対応の無線キーボードやヘッドフォンなどに接続可能。

　新しいガラケーを手にした時、着信音をどうしようとか、壁紙の写真を何にしようとか、自分の好みにカスタマイズすることに、ワクワクしたはずです。スマホだって同じ。超多機能になった分、設定内容が多くなりましたが、ケータイを自分好みにする自由度が格段に広がったと言えます。
　取っかかりとして、どんどん開いて試してほしいのが、スマホの設定画面です。ここでは、ガラケー時代からなじみのあった、着信音設定や壁紙設定もあります。さらに、ワイヤレスネットワーク設定、さまざまなアプリのアカウント設定、位置情報設定、セキュリティ設定、バックアップ設定、

第 1 章
スマホをもっと活用するための基礎知識

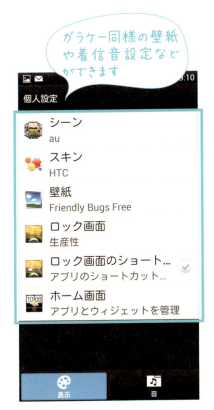

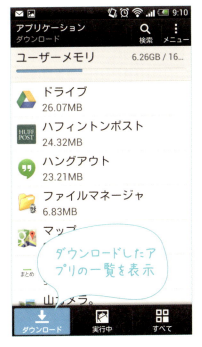

設定＞「個人設定」では、壁紙や音の設定ができます。また、ロック画面の「生産性」では、待ち受け時のメールやメッセージなどの通知の表示 / 非表示などを設定可能です。

設定＞「アプリケーション」では、スマホで利用しているアプリを一覧し、実行を停止したり、アプリを削除できます。アプリごとの利用サイズがわかるので、不要アプリの整理にも役立ちます。

データの保存先設定、バッテリーの省電力化設定、キーボード入力設定、アプリ設定などなど、盛りだくさん。とにかく、全部開いて一通り目を通して、何ができるのかをざっくりと把握しておきましょう。

　見ても理解できないところはさておいて、設定で何ができるかを大まかに把握しておくと、逆に「こんな風に設定したいけど、どうすればいいんだろう?」という疑問があった時、どこを見たらよいのか推測できます。「アカウント関係はここかな」「通信環境はこのへん」「サウンド設定周りはここだろう」と、自分であたりをつけられたらしめたもの！

スマホの基本
iPhone 設定のキホン！

スマホのざっくりとした操作勘が身につくと、Androidでも iPhoneでも、すぐに使いこなせるはず！ここでは、iPhoneの基本設定について、大ざっぱにつかんでしまいましょう。

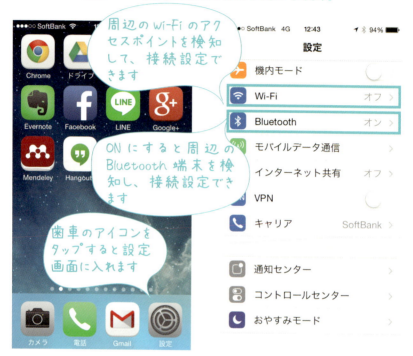

iPhoneでも設定のアイコンは歯車マークです。Macに慣れている人は、こうしたアイコンのデザイン周りもiPhoneに類似しているので、iPhoneの操作勘が働きやすいと思います。

設定画面を開くと、中身はAndroidとだいたい同じです。Wi-FiやBluetoothといった通信設定が、冒頭に表示されています。通信設定の内容もAndroidとほぼ同じです。

　PCの操作勘がつかめれば、MacでもWindowsでも、ある程度すぐに使えるようになるものです。それはスマホも同じこと。ガラケーからスマホに変えて、最初はちょっと浦島太郎状態だったとしても、すぐに慣れてきます。Androidで操作に慣れたら、iPhoneに変えてもすぐに使えますし、その逆も然りです。
　それだけでなく、タブレットなどタッチ操作による端末全般の操作勘も身についてきます。スワイプ、ピンチイン、ピンチアウト、長押し、ダブルタップなど、ほとんどの操作は同じだからです。

第 1 章
スマホをもっと活用するための基礎知識

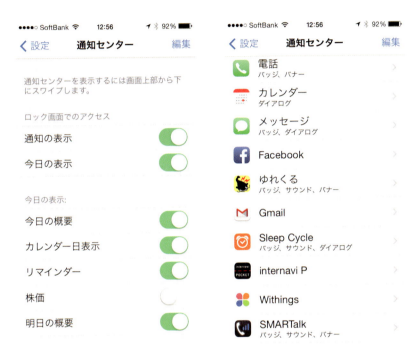

設定＞「通知センター」では、ロック画面時、待受け時の表示に関する設定ができます。メールやメッセージサービスの通知、カレンダーの予定など、カスタマイズできます。

設定画面を下にスクロールしていくと、アプリ名が出てきます。ここをタップすると、アカウントを使用するアプリを指定するなど、各アプリ別に詳細な設定ができます。

　iPhone の基本設定操作も、Android とほとんど同じと考えてよいでしょう。設定の「歯車」のアイコンをタップして、その中身をどんどん開いてみましょう。前述したように、まずは全部開いてみて、どこでどんな設定ができるのかを、ざっくりと見ておいてほしいのです。100％把握する必要はありません。わからないところは飛ばして、まずは自分が設定できそうなところからで OK。もし不明なところが気になるなら、ネットでいくらでも調べることができます。あとで時間のある時に、もう少し掘り下げてみようかなと、気軽に臨んでくださいね！

スマホの基本
さまざまな入力や記録法

スマホは高機能なコミュニケーションツールであり、多機能なメモ帳とも言えます。スマホを使いこなす基本として、まずはさまざまな入力方法や記録方法を知っておきましょう！

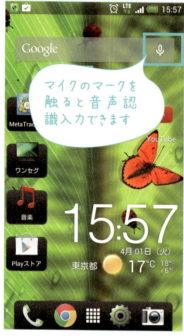

いろいろな入力欄で、マイクのマークがあれば、それをタップすることで、ただちに音声認識入力ができます。

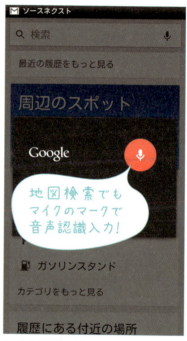

スマホをナビとして活用している人も多いと思います。目的地の入力欄にも、マイクのマークがあります（画面はGoogle Map）。信号待ちなどで、素早く入力したい時に便利です！

　スマホの入力や記録の一般的な手段として、テキスト入力やカメラ、動画などがあります。これは、ガラケー時代から慣れていると思うので、本書では割愛します。ただ、テキスト入力に関して、1つ注目したいのは音声認識機能です。スマホで基本機能として加わり、かなり認識精度が向上していますが、使いこなしている人は少ないのではないでしょうか？

　長い文章を作成するには不向きかもしれませんが、短い言葉の入力にはとても便利です。たとえば、検索サイトや地図、アドレス帳などで、検索キーワードを入れる時や、カレンダーなどで予定を入れる時、ちょっと

第 1 章
スマホをもっと活用するための基礎知識

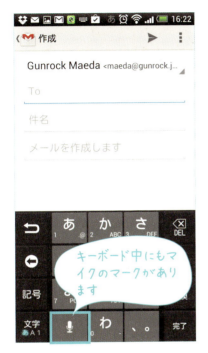

テンキーやフルキーボード内にも、よく見るとマイクのマークがありますよ　つまり、キーボードを使うシーンでは、いつでも音声認識入力ができるということです！

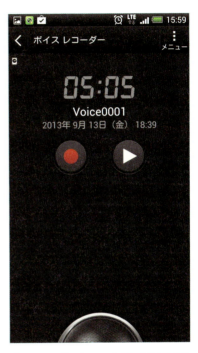

ボイスレコーダーは、スマホのアプリとして標準的に装備されている機能です　いつでも使えるよう、トップ画面にアイコンを登録しておくと、ちょっとした口述メモに便利です

した文字入力をしたい時に、とても重宝します。
　スマホに標準装備されている録音アプリも使えます。ミーティングを録音して議事録を作ったり、講習会などを記録したり、メモ代わりに利用したり。ただ、録音データはあとで聞いてみないと、どんな内容が記録されているか判別できないし、整理しにくいので、メモアプリの Evernote（後述）などを使うと、グッと整理しやすくなります。また、画面のハードコピーも便利。画面に表示されたものを、そのまま撮影する感覚です。ウェブで気になった記事などをクリップしておきたい時に、大活躍します！

15

スマホの基本
Google アカウント登録

スマホに必須！Googleアカウントを1つ作れば、メールや カレンダー、Google Play、Google ドライブなど、多岐に渡るGoogleのサービスを利用できるようになります。

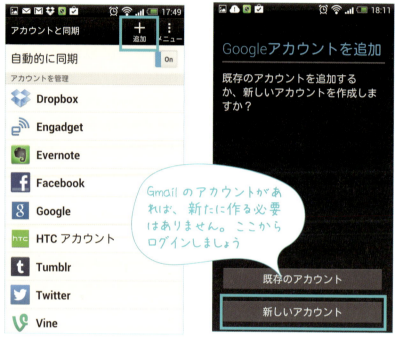

Gmail のアカウントがあれば、新たに作る必要はありません。ここからログインしましょう

Google アカウントの作成は簡単です。設定＞アカウントの同期から、「追加」をタップして、アカウント追加画面に入り、Google を選びます。

このような画面が表示されたら、「新しいアカウント」をタップ。Gmail を使っている方はすでに Google アカウントがあるので、既存のアカウントを使ってログインしましょう。

　Google のアカウントは、Google のさまざまなサービスをフル活用するための自分専用の鍵。そもそも、Android は Google の OS なので、Google アカウントを持つことが、Android を活用する第一歩と言えます。もちろん、iPhone ユーザも Google のサービスを利用するのに欠かせないものとなります。

　同じアカウントで利用するなら、自宅の PC、自分のノート PC やスマホやタブレット、会社の PC やネットカフェなど、いつでもどこでも、自分のデータにアクセスできます。これが、いわゆるクラウドのサービ

第 1 章
スマホをもっと活用するための基礎知識

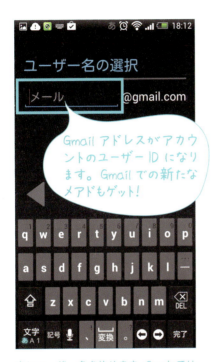

次にユーザー名を決めます。Google では Gmail のメールアドレスがユーザー ID になります。つまり、Google アカウントを作ると、Gmail のメアドも同時に与えられるということです。

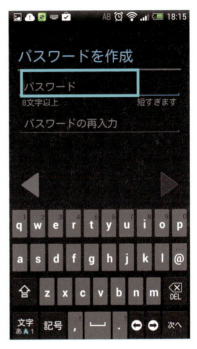

誰も使用していないユーザー名であれば、パスワード画面に進みます。パスワードを決め、アカウント登録を最後まで完了させます。これで、Google サービスを使う鍵を手にしました!

スですが、クラウドについては次のパートで説明します。

　Gmail であれば、出先で送受信した履歴は、当然自宅の PC でも見られますし、自宅で書きかけて「下書き」に入れておいたメールを、出先で完成させて送信することも可能。アドレス帳はどんな端末からでも閲覧や更新ができます。Google Map であれば、自宅の PC で保存した目的地を、出先でスマホから見ることもできます。Google のブラウザである Chrome を、自宅の PC とスマホにインストールしておくと、お気に入りなどを共用可能。便利ですよね!

スマホの基本
Apple ID の登録！

Apple IDは、iTunes App Storeからのアプリのダウンロードをはじめとして、iPhoneを活用するのに必須のアカウントです。iPhoneを入手したら、まずこのアカウントを作りましょう！

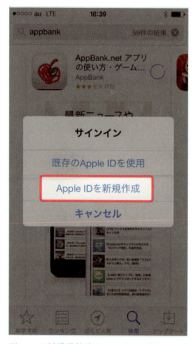

iPhone の新規起動時や、アプリのダウンロードなどの Apple ID が必要な場合にはサインインを求められます。もし、持っていない場合には「Apple IDを新規作成」をタップしましょう。

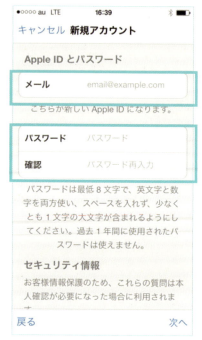

新規アカウントの作成画面で、ふだん使用しているメールアドレスとパスワードを入力して、自分のアカウント情報を登録します。

　スマホの楽しみは、アプリをダウンロードしてインストールすることで、新たな機能をどんどん追加できること。ただし、アプリをダウンロードする前に、アカウントの登録が必要です。Android でアプリをダウンロードする際は、前述した Google アカウントを利用します。iPhone の場合は、Apple ID の登録が必要となります。

　無料アプリをダウンロードする際にも、アカウント情報が必要なので、そのタイミングで新規のアカウントを作ることができます。Android の有料アプリの場合は、クレジット決済やキャリア課金（携帯電話代に含め

第 1 章
スマホをもっと活用するための基礎知識

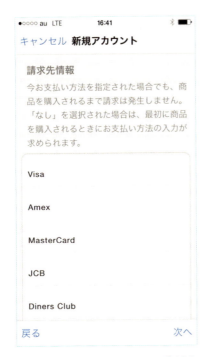

生年月日情報など手順に従って入力し、「請求先情報」へ。ここでは、クレジット決済のためのカード情報入力を求められますが、「なし」を選んでも Apple ID を作ることができます。

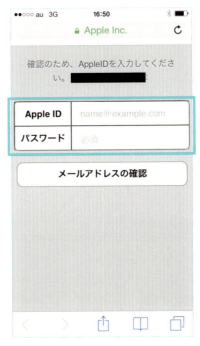

Apple からのメールを受けて、メール本文内の「今すぐ確認」をタップし、登録したメールアドレスとパスワードを入力すれば、Apple ID の登録は完了です

た決済）などがあり、iPhone の場合は、クレジット決済やコンビニなどで販売されている iTunesCard を利用したプリペイド払いも可能です。Apple ID の登録には、クレジットカード情報を求められますが、クレジットカード「なし」を選んで、ひとまずアカウントを作成すれば、無料アプリをダウンロードできるようになります。「なし」を選択した場合でも、あとから、クレジットカードや iTunesCard などの支払い情報を入力することで、有料のコンテンツを購入することができます。

19

Part 01 スマホの基本
スマホの機能を大進化！

ガラケーとスマホの大きな違いは、豊富なアプリをインストールすることで、機能を追加できることです。ここでは、Androidについて説明しますが、iPhoneも手順はほぼ同じです。

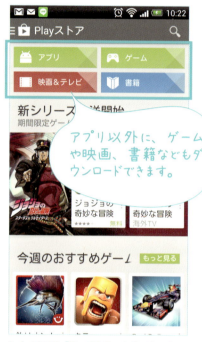

アプリ以外に、ゲームや映画、書籍などもダウンロードできます。

Androidでは「Playストア」から、Googleアカウントで、アプリのダウンロードとインストールをすることができます。iPhoneの場合は「App Store」を開きましょう。

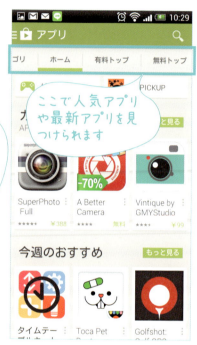

ここで人気アプリや最新アプリを見つけられます

Playストア>「アプリ」で、アプリのトップ画面へ。ここでは有料や無料のトップアプリ、売上トップアプリ、新着アプリ、おすすめアプリなど、さまざまなカテゴリでアプリを探すことができます。

　ガラケーでは機種やメーカーごとに、基本仕様が異なっていたため、その機能は機種ごとに異なるものでした。それぞれ統一性がないまま、独自に進化していたことを、ガラパゴス島の生物の特異な進化に見立てて、ガラパゴス・ケータイと呼ばれるようになりました。

　一方、スマホは共通のオペレーティング・システムで動いています。AndroidであればAndroidOS。iPhoneであればiOS。共通のOSがベースにあるので、同じOS上で動くアプリであれば、どんなキャリアでも、どんなスマホのメーカーであっても（iPhoneの場合はAppleの1社です

第 1 章
スマホをもっと活用するための基礎知識

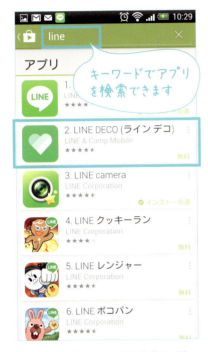

ここでは「LINE DECO」というアプリをインストールしてみましょう。前画面の虫眼鏡マークをタップして、「LINE」と入力すると、キーワードで簡単に探すことができます。

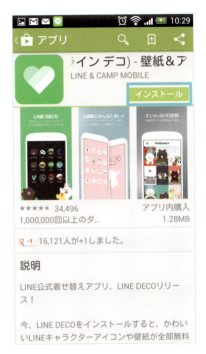

インストールをタップして、アプリの権限事項に同意すると、アプリのインストールが開始。インストールが完了したら、新たなアイコンがトップ画面などに現れるので、それをタップして実行!

が)、同じアプリが動くということです。アプリを作る側は、共通の OS に則った仕様でプログラムする限り、どのメーカーのスマホでもアプリを利用してもらえます。かくして、メーカーの垣根がなくなり、広範囲にアプリが流通し、魅力的なアプリが豊富に出回る環境ができあがったのです。

　スマホの魅力は、まさにこれ。スマホユーザは、自分の好みのアプリをインストールすれば、新たな機能を次々に獲得できるのです。アプリを追加し、ケータイを自分好みに変えていく面白さは、ガラケー時代の壁紙や着信音をカスタマイズしていた頃とは、比べ物になりません。

スマホの基本
バックアップ法あれこれ

スマホを活用する手始めとして、まず覚えておきたいのがバックアップの概念です。スマホの紛失時や故障時に備えて、どんなバックアップをしておけば安心かを、ご説明しましょう!

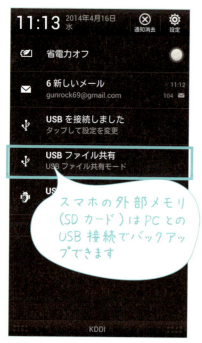

外部メモリのコピーは、AndroidとPCを接続し、USBファイル共有をタップ。「外部メモリモード」で、メモリ上のファイルをPCで開けるので、すべてをPC上にバックアップ。

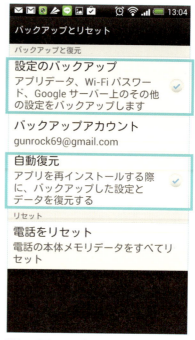

設定＞「バックアップとリセット」で、設定のバックアップと自動復元にチェックが入っていればOK。Googleアカウントにひも付けされた、アプリデータやアプリ設定などが、復元できます。

　スマホを紛失した場面を想像してみましょう。もし、スマホだけにしかデータが存在しないなら完全にアウト。つまり、バックアップの基本的な考え方は、「スマホ単体でデータを保持しないこと」です。絶対に失いたくないデータは、他にもコピーを作っておきましょう!

　Androidの場合、定期的にやっておきたいのは、外部メモリカードのバックアップ。PCがあれば、スマホ本体とUSBで接続して、外部メモリの全部をコピーしておけます。思い出の写真やムービーは、内部メモリではなく外部メモリに保存し、後でそれを丸々PCにコピーしておけば安

第 1 章
スマホをもっと活用するための基礎知識

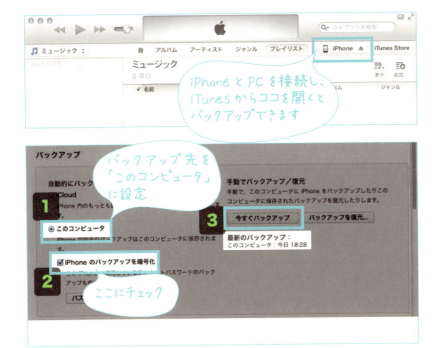

iPhoneの場合は、PCソフトのiTunesと同期することで、写真や音楽、アプリなど、すべてのデータを簡単にバックアップできます。また、iCloudを使ったクラウド上のバックアップも可能です。

心です。写真などは、クラウド上にバックアップしておく手もあります。また、アプリは「設定のバックアップ」をしておけば、アプリの再インストール時に各設定の復元ができます。さらに、メールやカレンダーなどのデータは、クラウド上のサービスを利用すれば、データを失うことはありません。クラウドに関してはあとで詳しく述べます。

　iPhoneでは、PCにインストールしたiTunesというソフトと同期することで、PC上に完全なバックアップを取ることができます。iPhoneは専用のバックアップ環境がトータルで整っていると言えるでしょう。

スマホの基本
スマホの紛失に備えよう

スマホは小さいので、落としたりどこかに置き忘れたりするかもしれません。勝手に使われたら大変です。そんな時のためにパスコードを設定し、セーフティネットを張っておきましょう!

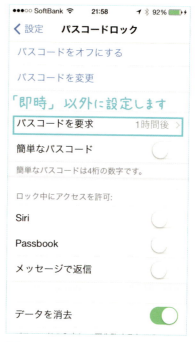

設定>パスコード>「パスコードロック」画面で「簡単なパスコード」をOFF、「パスコードをオンにする」を選択し、パスコードを設定します。パスコードには英文字や記号も使用できます。

「パスコードを要求」を「即時」にすると、スマホを使うたびに複雑なパスコードを入力しなければならないので、自身の使い方に応じて、要求する時間を設定しましょう。

　ロック画面を解除する際のパスコードを決めておけば、他の人が勝手に開けられないようにできます。パスコードにもさまざまな設定ができ、「簡単なパスコード」は4ケタの数字ですが、組み合わせは $10^4=10{,}000$ 通りしかないので避けたいところです。

　簡単なパスコードを避け、パスコードを複雑にした場合、毎回ロック画面を解除するのが面倒になります。ですから、一度入力したら一定時間はパスコードを入力しなくてもよい設定を行いましょう。「即時」〜「4時間後」の選択肢がありますが、「1時間後」くらいが適切でしょう。

第 1 章
スマホをもっと活用するための基礎知識

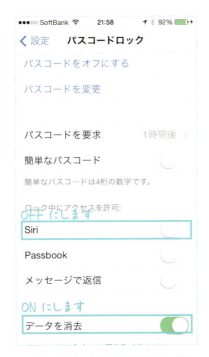

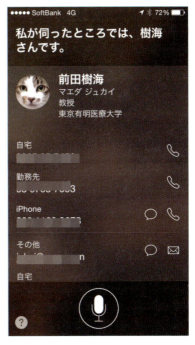

ロック中の「Siri」のアクセスは OFF にし、「データを消去」を ON にして、パスコードを 10 回間違えるとスマホの内容がすべて消去されるようにしましょう。

もし、ロック中の Siri のアクセスを許可した場合、ロック中に Siri で「私は誰ですか」と問うと、知っている限りの個人情報を画面に吐き出してしまいます。これは避けたいですよね。

　iPhone 5s からは指紋認証も可能ですが、生体認証の設定をしていてもパスコードによる認証を選択することもできます。ですから、強固なパスコードを設定しておくことは個人情報を守る上で重要です。

　また、ロック中に音声指示により個人情報にアクセスされないように「ロック中にアクセスを許可」の項目中「Siri」を OFF にしておきましょう。

　さらに、パスコードを 10 回間違えたらスマホの内容がすべて消去されるように、「データを消去」の項目を ON にしておけば、セキュリティはさらに向上します！

スマホの基本

スマホを見つける方法！

気がついたらスマホが行方不明、という事態に際しても慌てない！ 紛失時にスマホを探せるよう、あらかじめ設定しておけば、万一の時にも安心です！

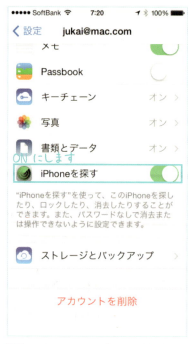

設定＞iCloud の画面で「iPhone を探す」を ON にすると、PC や iPad などの外部端末から、この iPhone を探すことができるようになります。

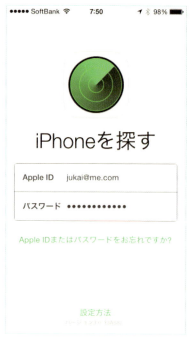

別の端末で「Find iPhone」アプリを起動し、自分の Apple ID でログインします。アプリが見つからない時にはアプリ検索で「Find」と入力すればすぐアプリが見つかります。

　肌身離さず持ち歩いているつもりでも、いざ使いたいと思った時にあるはずの場所にスマホがないという事態に遭遇することがあります。それが盗難だったら気が気ではありません。

　そういう場合に慌てないように、設定＞iCloud で「iPhone を探す」を必ず ON にしておきましょう。「iPhone を探す」を ON にすると、GPS 等から自分の位置を特定し、その位置情報を別の端末に送信できるようになります。

　もしスマホが行方不明になった場合は、別の端末（iPad や Mac、友

第 1 章
スマホをもっと活用するための基礎知識

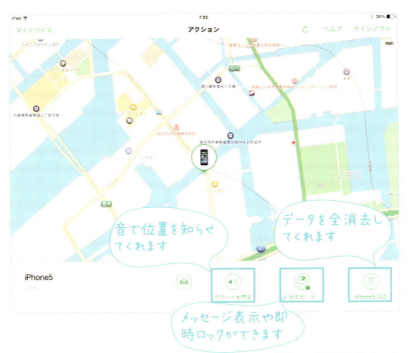

Find iPhone アプリにログインすると地図が現れ、自分の Apple ID にひも付けられた端末の位置か地図上に表示されます。家でなくなった時は、iPhone を鳴らすこともできます。

※ Android の場合は、ブラウザから、Google の提供する Android・デバイスマネージャーにログインすることで、同様の機能かすぐに利用可能です。

人の iPhone でも可能）で位置を調べます。それが自分が今いる場所なら「サウンドを再生」してみましょう。ごちゃごちゃになったバッグの中や、机の上に散乱した書類の中から音が聞こえたらそこに iPhone はあります。

　別の場所、たとえば勤務先や学校などの場合は、念のためリモートロックをかけ、すみやかに取りに行きましょう。心当たりのない場所の場合は、盗難の可能性もあるので最終手段としてデータの全消去も視野に入れる必要があるかもしれません。

27

クラウドって何?
スマホを大活用する鍵!

クラウドを簡単に言えば、「データを自分で持たず、ネット上で保持すること」。いつもネット上にあるから、どんな環境からでもアクセスできるし、情報の共有も簡単にできますよ!

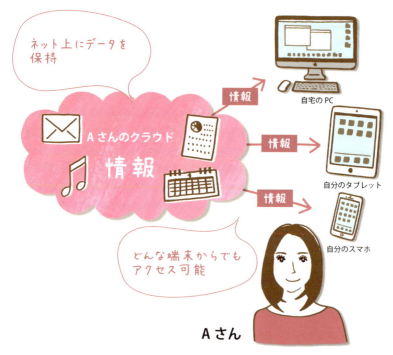

データをクラウドに保持しておくことで、PCやスマホ、タブレットなど、自分の異なる端末で、いつでも同じデータにアクセスできるようになります。

　クラウドってよく耳にはするけど、名前の通りでクラウド(雲)みたいにモヤモヤして、よくわからないという人もいるでしょう。でも、全然難しいことはありません。要は、「自分でデータを持たず、ネット上に保持しておくこと」なんです。ネットの広大な青空の中に、自分がアクセスできる雲を作り、そこに情報を置いておくようなイメージです。

　自分のクラウドから情報を取り出したい時には、鍵(IDやパスワードといったアカウント情報)さえあればOK。つまり、自分の鍵さえあれば、自宅のPCでも、仕事場のPCでも、スマホでもタブレットでも、

第 1 章
スマホをもっと活用するための基礎知識

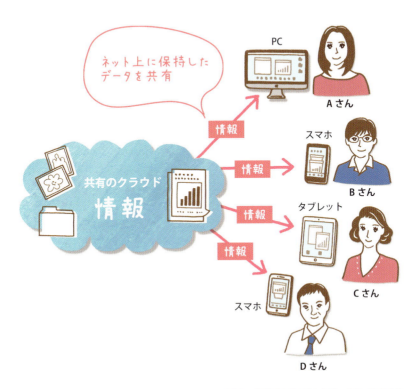

さらに、自分のクラウド上のデータに、他の人もアクセスできるようにすれば、みんなで同じデータを共有することが可能となります。

　どこからでも同じデータにアクセスして、内容を閲覧したり更新したりできるのです。たとえば、カレンダー。出先で新たな予定が決まり、その場でスマホを使って予定を入力。それがクラウドのカレンダーであれば、自宅のPCでも、当然新たに加えた予定が反映されているというわけです。さらに、自分の作ったクラウドの一部に、他の人もアクセスしていいよという権限を与えれば、みんなが同じ最新情報をいつでも共有できる場となります。クラウドは個人的な利用のみならず、共同作業の場としても活用できるのです！

Part 02 クラウドって何?
どんな端末でもアクセス!

クラウド上で、自分のデータを保持しておけば、基本的にはPCでもタブレットでもスマホでも、アクセス可能。WindowsだってMacだって、職場のPCだってネットカフェだってOK!

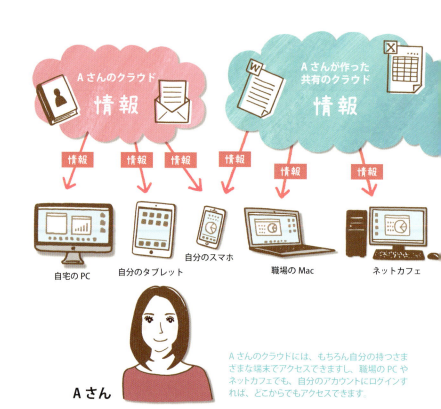

Aさんのクラウドには、もちろん自分の持つさまざまな端末でアクセスできますし、職場のPCやネットカフェでも、自分のアカウントにログインすれば、どこからでもアクセスできます。

　クラウドのサービスを利用すれば、基本的にはどんな環境でも、自分のデータにアクセスできるようになります。自分のPC、自分のスマホやタブレットはもちろん、職場のPCやネットカフェ、他人のPCにタブレット、スマホだってOK。同じアプリを利用している限り、WindowsでもMacでも、iPhoneのiOSでも、GoogleのAndroidでも、基本的にはアクセスできますし、更新もできます。

　自宅のPCと自分のスマホといった、複数の端末があるなら、クラウドサービスを利用することで、同じデータをどこにいても取り出すこと

第 1 章
スマホをもっと活用するための基礎知識

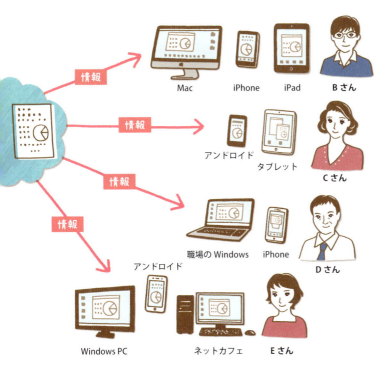

Aさんの作ったクラウドに、BからEさんまでアクセスできる権限を与えれば、みんなでデータを共有できますし、B〜Eさんそれぞれの端末はもちろん、どこからでもアクセス可能です。

ができ、端末に縛られなくなるのです。たとえば、クラウドのメールサービス。PCでもスマホでも同じサービスを利用すれば、どんな端末でも利用できるし、送受信履歴やアドレス情報の更新など、あたかも1つのものを扱うように使うことができます。というか、クラウド上にある1つのデータを扱っているのですから、それは当然ですよね。

　自分だけの環境で使うクラウドを狭いクラウドとするなら、みんなと共有するのは広いクラウドと言えます。共同作業に役立つ代表的なアプリの、広いクラウド的な使い方は、2章でたっぷり解説していきます！

Part 02 クラウドって何?
優れた情報共有手段です!

情報の共有はクラウドで! 今、よりよい仕事の進め方を検討する上で、みんなが同じ最新情報をシェアできる場となります。クラウドを使いこなし、速やかな情報交換と意思決定を!

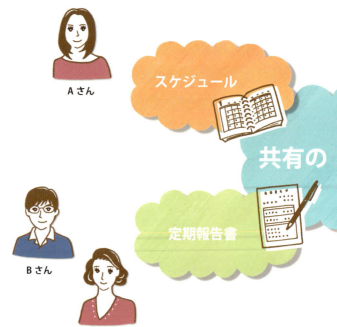

ひとことでクラウドと言っても、メールにカレンダー、データフォルダなど、さまざまなサービスがあります。このようにチームで必要な業務で、シェアすべきサービスをクラウドで利用すれば、コミュニケーションがくっとスムーズになります。

　スケジュールが変更されたけど、みんなに伝わっているか心配…。報告書は人数分をプリントしなければならないから面倒…。資料は毎回、担当者に保管場所を聞かなきゃならなくてうっとうしい…。職場などでの情報のやりとりで、こうした不満はありませんか?
　みんなで共有するためのクラウド環境を整えていけば、こうした問題を1つ1つ解決していけるはずです。たとえば、スケジュールはAさんが管理し、みんなが最新情報を閲覧できるようにする。緊急の日程であれば、メッセンジャーなどのショートメールで、スケジュールをチェッ

第 1 章
スマホをもっと活用するための基礎知識

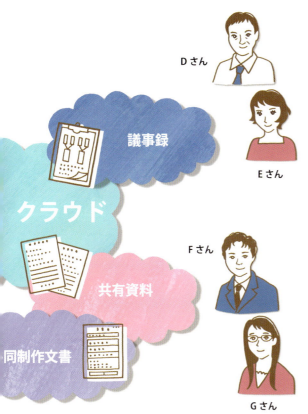

たとえば、A さんはスケジュール管理。B さん、C さんは定期報告書の作成と、クラウド上で分担して業務を行うことで、チームはいつでも最新情報にアクセスできるようになります。

クするよう一斉連絡。定期報告書は、B、C さんが制作・管理し、あとはみんなにクラウドの閲覧を促す。資料の管理は、F、G さん担当。しっかり整理しておいてもらえれば、いちいち保管場所を聞かなくても、いつでも必要な時に資料のあるクラウドにアクセスすればいいだけです。

　ある問題に対して、みんなのアイデアを持ち寄る場としてクラウドを使うこともできます。フェイス・トゥ・フェイスのミーティングの前に、あらかじめみんなでアイデアを閲覧しておけば話が早いし、さらにアイデアを発展させるための有意義なディスカッションができます。

Part 02 クラウドって何?
バックアップ不要環境へ

スマホにはあらゆる情報を1つに集約できるメリットがありますが、万一失くしたら、目の前は真っ暗? でも、クラウド環境に移行しておけば、情報自体を失うことはありません!

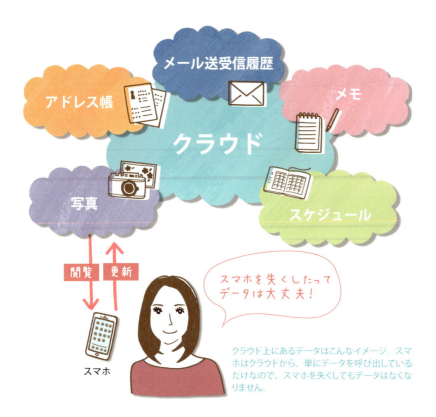

クラウド上にあるデータはこんなイメージ。スマホはクラウドから、単にデータを呼び出しているだけなので、スマホを失くしてもデータはなくなりません。

　ガラケー時代では、ケータイを失くしたら、アドレス情報などを失い、目の前真っ暗なんていう事態もあったと思います。危機管理意識がある方なら、こまめにバックアップを取って、それを回避していたことでしょう。
　でも、クラウドサービスを利用していれば、たとえスマホを失くしても、データを全部失うということはありません。だって、そもそもデータはスマホでクラウドから呼び出しているだけで、データ自体はクラウド上に保持されているのですから! つまり、クラウドとスマホでデータを同期している限り、バックアップをとっておく必要はないのです。スマホを失くしても、

第 1 章
スマホをもっと活用するための基礎知識

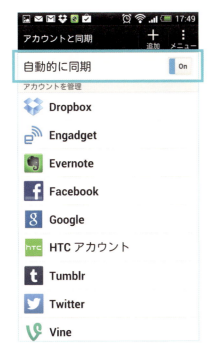

設定＞アカウントと同期を開くと、登録されているアカウントの一覧が表示されます。自動的に同期を On にしておくと、スマホとクラウドのデータが定期的に同期されるようになります。

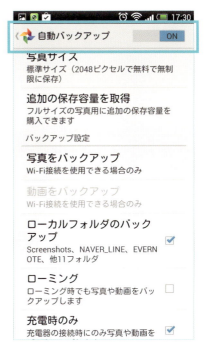

Google+ には、スマホの写真を自動でクラウド上にバックアップしてくれるサービスもあります。2048 ピクセル以内の写真であれば、容量無制限で無料の利用が可能です。

　また新しいスマホで、自分のクラウドにアクセスすればよいのですから、お先真っ暗なんていうことはありませんよね。

　取り急ぎ、着手したいのはメール環境のクラウド化。スマホを失くしても、送受信履歴や登録アドレスなど、メールに関わる情報を失うことはありません。カレンダーも同様。クラウドのブラウザなら、お気に入りだって残ります。写真を自動的にクラウド上にバックアップしてくれるサービスもあります。このように、失ってはいけない情報を、すべてクラウドに保持しておけば、バックアップは不要。機種変更した際の移行もスムーズです。

第2章

8つのクラウドサービスを大活用！

　ここでは、人気の高い代表的なクラウドサービスをご紹介します。メールやブラウザ、カレンダー、クラウドのストレージ、メモアプリ、SNSサービスなど、いずれもスマホを使いこなす上で、必須のクラウド・アプリといえます。できるようになります！

Part 00　使いこなしたい8つのクラウドサービス
Part 01　Google Chrome
Part 02　Google Gmail
Part 03　Googleカレンダー
Part 04　Googleドライブ
Part 05　Dropbox
Part 06　Evernote
Part 07　Facebook
Part 08　メッセンジャーアプリ(ハングアウト)

Part 使いこなしたい8つのクラウドサービス
まずは Google から！

前章でのポイントは、「とにかくどんどん触ってみよう」ということでした。クラウドのサービスも「習うより慣れろ」です。手始めとして、Googleのさまざまなクラウドサービスを見てみましょう！

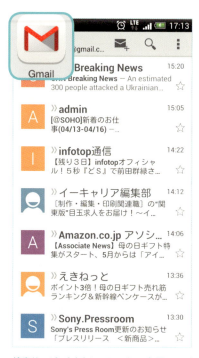

検索サービスとともに、Googleの主要サービスとして世界的に広がったメールサービスがGmailです。クラウドの利便性に触れるための、最も親しみやすいサービスと言えます。

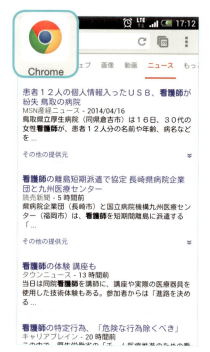

クラウド的に使えるGoogleのブラウザがChromeです。お気に入りや閲覧履歴、開いたタブなど、どんな環境でも1つのものとして扱えるマイ・ブラウザとして、とても重宝します。

　基本的なクラウドのサービスを網羅しているのが Google です。メール、ブラウザ、カレンダー、ドライブと、一般的に有用と思われるサービスは、Google でおおむね揃ってしまいます。

　第1章でクラウドのイメージが、何となくつかめたなら、早速 Google のさまざまなサービスに触れてみてほしいのです。そうすれば、最初はとっつきにくいと思っていたクラウドサービスも、「何だ、こんなことだったんだ」と実感できるはずです。Google アカウントを1つ作れば、利用できてしまうのだから、試してみない手はありません！

第 2 章
8つのクラウドサービスを大活用!

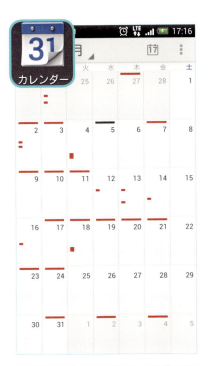

将来の予定を入れるだけでなく、日記的にメモをとるのも OK。クラウドのカレンダーなら、アカウントがある限り、自分の予定と行動記録が確実に残ります (iOS ではウェブアプリとして提供)。

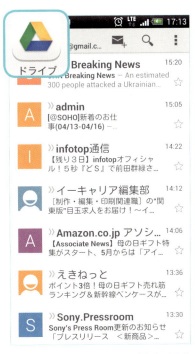

自分の PC でもスマホのメモリでもなく、クラウドにファイルを保管。そこに残した文書は、自分の環境でアクセスできるだけでなく、みんなと共有することも可能となります。

　しかも、メール、ブラウザ、カレンダーと日常的に利用する基本的なサービスだからこそ、クラウドの魅力を実感できること間違いなし。

　スマホが電池切れだけど、今すぐメールをチェックしたい時、職場の PC からでもアクセスできます。ブラウザのお気に入りに入れた読みかけの記事は、スマホでもタブレットでも、ネットカフェでも閲覧可能です。スマホを失くしたって、クラウドサービスなら安心です。

　そんなメリットを、リアルに実感するためにも、その入口として Google のサービスにぜひ、親しんでほしいと思います。

Part

使いこなしたい8つのクラウドサービス
超オススメ4アプリ！

どんな端末でも、どこからでもアクセス。Googleのサービスで身についた勘は、他のクラウド的なアプリにも応用できますよ！オススメの4つのアプリで、さらにその世界を広げましょう！

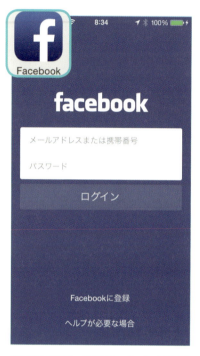

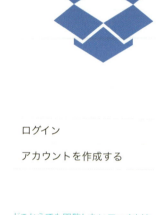

世界的なSNSサービスがFacebook。まずは自分のSNS上の新たな名刺として。そして個人的な日記、フレンドとの交流手段、さらにはコミュニティの場と大きな可能性を秘めています。

どこからでも閲覧したいファイルは、ひとまずDropboxにドロップ！どんな環境からでも自分がアクセスできるだけでなく、仲間と情報をシェアするクラウド上の保管庫として活用されたし！

　第1章でスマホの基本を読み、Googleの基本的なサービスに一通り触れたなら、わからない、面倒くさそう、覚えるのが大変そう、といった思い込みはかなり減ってきていると思います。

　とりあえずアプリをダウンロードしてみよう、今の自分に必要かわからないけど使ってみよう、なんだかわからないけど流行ってるみたいだから首を突っ込んでみよう。こんな使い方はできるかな？こんなこともできるはず！こんな風に、想像力を働かせてスマホを使うようになったらしめたもの。それが本書の目指すところです！

第 2 章
8つのクラウドサービスを大活用！

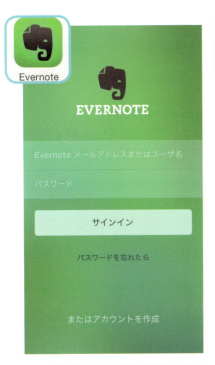

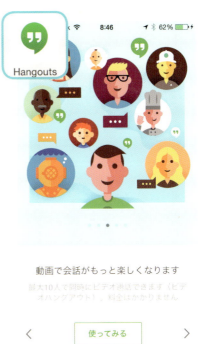

スマホ時代のメモのあり方を形にしたのが Evernote。テキストはもちろん、写真でも音声でも動画でも何でもメモ！ 共有すれば、アイデアをマルチメディアでシェアできます！

LINE や iMessage などの IM(インスタントメッセンジャー) は瞬間的・隙間的なコミュニケーションにとっても便利。1 対1 だけでなく、1 対多、多対多にも対応。上は Google ハングアウト。

　そんな意気込みでぜひトライしてほしいサービスが、Facebook、Dropbox、Evernote、インスタントメッセンジャー (IM) アプリです。電話やメールとは違った新たなコミュニケーションをもたらす Facebook。クラウド上に保存領域を広げ、文書などのやりとりを簡単にする Dropbox。メモの新たな可能性を大きく広げる Evernote。瞬間コミュニケーションに威力絶大な IM。これらのアプリで、クラウドサービスの今に触れるだけでなく、積極的に役立てる使い方を考えてみてください。その小さなきっかけを、これからご紹介していきます！

Google Chrome
優れたクラウドブラウザ

クラウドに対応したブラウザである、GoogleのChrome（クローム）は、Googleのサービスとの相性がよいだけでなく、クラウドの恩恵を得られるとても優れたブラウザです。

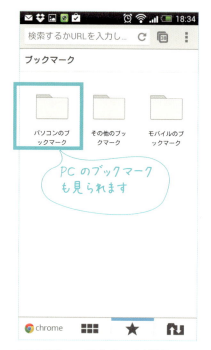

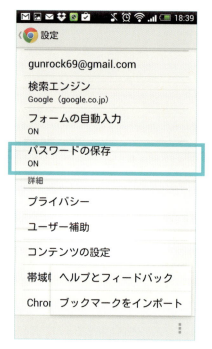

スマホのChromeでブックマークを開くと、このようにPCのブックマークを閲覧することができます。もちろん、スマホからPCのブックマークを更新することもできます。

Chromeで、設定＞「パスワードの保存」をONにすると、初回ログイン時に、IDに対するパスワードを記憶。その後はPCでもスマホでも、パスワードを入れる手間が省けます。

　自宅のPCのブラウザにも、スマホのブラウザにも、それぞれお気に入りのサイトが登録されているけど、それぞれバラバラ。一括で管理できたらいいなあ、と感じたことはありませんか？

　そんな時は、クラウドに対応したブラウザであるGoogle Chromeが便利。ここまで読んだ方なら、どんなことが可能なのか、なんとなく想像できますよね。そう、同一アカウントでChromeにログインすれば、違う端末でもアクセスでき、閲覧や更新ができるということです。

　お気に入りの同期はもちろん、開いているタブなども保持できますし、

第 2 章
8つのクラウドサービスを大活用！

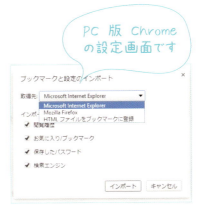

PC版Chromeの設定画面です

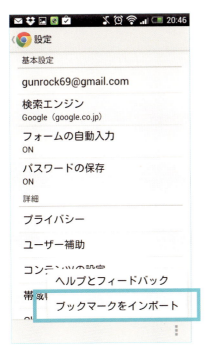

PCで他のブラウザを使っていた場合は、PCのChromeの設定画面で、ブックマークをインポートします。Internet ExplorerやFirefoxなどからインポートして、ブックマークを統合できます。

スマホで他のブラウザを使っていた場合には、設定＞「ブックマークをインポート」で、他のブラウザのブックマークをChromeに読み込んでくれます。

　パスワード保存を設定しておけば、アカウント認証が必要なサイトで、毎回パスワードを入れる必要がなくなります。
　スマホでこれまで使っていた他のブラウザから、ブックマークをインポートすることもできます。つまり、ブラウザ別にバラバラだったお気に入りを、1つにまとめることができるのです。また、PC上でも他のブラウザから、Chromeにお気に入りをインポートできます。
　PCで人気のFirefoxブラウザもスマホ版があるので、こちらもクラウド・ブラウザとして活用できます。

43

Google Gmail
クラウド管理と一元化

PCとスマホで別のメールソフトを使い、アドレス管理に不便を感じていたり、複数のメールアカウントを一括で管理したいと思ったことはありませんか？そんな時、Gmailが大活躍！

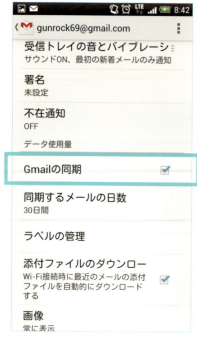

Google アカウントを作ったら、メールアドレスかユーザ名となり、ただちに Gmail が使用可能になります。Gmail の設定＞「Gmail の同期」を ON で、クラウドとの同期が保たれます。

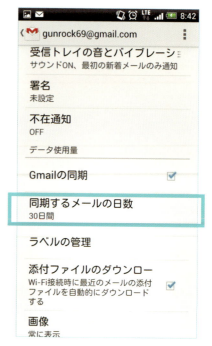

古いメールまで、すべてをスマホに読み込む必要はないので、設定＞同期するメールの日数で、同期時に読み込むメールを制限できます。30 日程度で十分でしょう。

　PCとスマホで異なるメールアカウントを使っていて不便を感じている人はいませんか？　アドレス帳はそれぞれ管理しなければならないし、メールチェックも面倒です。そんな方は、PCでもスマホでもGmailを使い、1つのアカウントで利用すると、アドレスはもちろん、送受信履歴など、1つのメール環境を共用できるようになります。

　電子メールアカウントを複数持っていて、収拾がつかなくなっている場合にも、Gmailは大いに役立ちます。新たなメアドを伝えても、依然古いメアドに送ってくる友人もいるでしょう。これでは、あれもこれも

第 2 章
8つのクラウドサービスを大活用！

① 他のメールを Gmail で
チェックしたい時に、その
メアドを入力

② 「ユーザー名」「パスワード」「POP サーバー」を
入力すれば OK！

1 Gmail をブラウザから開き、設定＞アカウントとインポートで、「別のメールアカウントを追加」を開きます。ここでは POP3 のメールを最大 5 つまで追加可能。他のメールもチェックできます。

2 Hotmail や Yahoo mail など、他で利用しているメールアドレスを入れたら、次の画面で、ユーザ名、パスワード、POP サーバーを入力。これで、Gmail で読み込むようになります。

メールをチェックしなければならず面倒です。

　Gmail は、他の電子メールアカウントも Gmail に関連づけると、Gmail だけで送受信ができます。異なる電子メールアカウントに届いたメールを、1 つの画面で読めるので、とても便利。また、他のアカウントに届いたメールを Gmail で返信したり、そのメールアカウントからでも返信できるので、意図的にメールアドレスを分けることも可能です。しかも、Gmail の強力な迷惑メールブロック機能を、他のアカウントのメールにも適用できるのも秀逸。断然おすすめです。

Google カレンダー
スケジュールを共有！

みんなで共有すべきスケジュールに、新たな予定が加わったり、突然変更が入ると、それを伝えるのにも一苦労・・・。でも、クラウドでカレンダーを共有れば、スケジュール管理も簡単に！

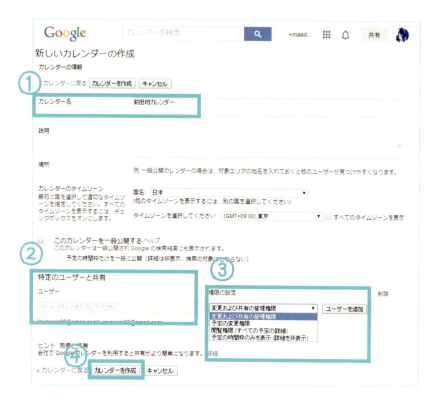

　Google カレンダーに代表されるクラウドのカレンダーを利用すれば、自分の PC でもスマホでも、予定の閲覧や更新ができます。クラウドの概念がわかれば、自分で使うカレンダーは当然そうあるべきですよね。

　さらに、クラウドのカレンダーを共有して使うと、みんなで閲覧する環境が簡単に実現できます。言ってみれば、職場の壁に貼った、全体のスケジュールがわかる大きなカレンダーを、そのままクラウド上に持ってくるようなイメージです。新たな予定や、日程の変更があれば、クラウド上のカレンダーを書き換えるだけ。念のため、その旨をショートメールなどで、

【新しいカレンダー作成と共有方法】

ブラウザで Google カレンダーを開き、マイカレンダーから「新しいカレンダーの作成」を開きます。

①共有するためのカレンダー名を決めましょう。

②共有したいユーザのメールアドレスを入れます。

③共有するユーザの権限（変更権限や閲覧のみなど）を決め、「ユーザを追加」します。

④「カレンダーを作成」をクリック。相手が Google カレンダーを持っていない場合は、その旨が表示されるので、「招待」をクリックしてください。

⑤招待を受けたら、表示するカレンダー＞同期するカレンダーを開き、共有カレンダーにチェックを入れ、表示するカレンダーとして設定。自分のカレンダーと同時に表示できます。

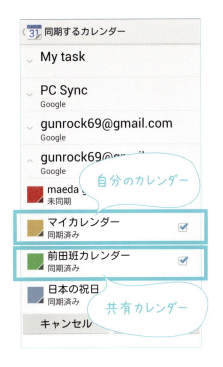

　メンバーに伝えておけば、あとは各自でそのカレンダーを確認すればよいというわけです。

　全体の仕事に関わる、個々のスケジュールを書き込むようにしておくと、スケジュール調整もスムーズになります。あの日は、〇〇さんが終日不在だから、この案件は他の人に任せようなどと、カレンダーを見るだけで、こうした判断が素早くできるのです。また、複数のカレンダーを同時に表示することもできます。仕事のカレンダーと自分のプライベートなカレンダーを同時に表示すれば、自分の予定を調整するのにも便利です。

Google ドライブ
これが Google 版 Office

Googleドライブではワープロ、表計算、スライド、フォームを作成することができます。クラウド上のドライブなので、場所や端末にかかわらずアクセスできます。共有もお手のもの。

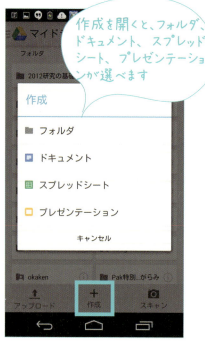

作成を開くと、フォルダ、ドキュメント、スプレッドシート、プレゼンテーションが選べます

クラウド上のドライブとして、最も基本的な使い方は、既存のデータの保管。フォルダを作成して保存先を作り、スマホの写真などをクラウド上にバックアップすることができます。

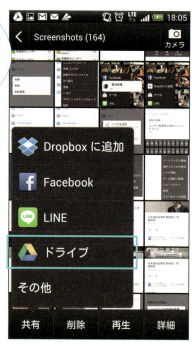

Googleドライブのアプリをインストールしておけば、共有先の1つとして表示されます。写真の場合は、アルバムアプリから共有を開き、ドライブをタップすれば、クラウドに保存できます。

　Google ドライブでは、ワープロソフトの「ドキュメント」、表計算ソフトの「スプレッドシート」、スライド作成ソフトの「プレゼンテーション」、スプレッドシートと組み合わせてウェブフォームの作成とデータ集計ができる「フォーム」などのウェブアプリが利用できます。
　Microsoft Office で言えば、「ドキュメント」は「Word」、「スプレッドシート」は「Excel」、「プレゼンテーション」は「PowerPoint」です。
　ウェブアプリなので、基本的にウェブブラウザがあれば使用できます。ですから、スマホはもちろん、タブレットや PC のウェブブラウザでも

第 2 章
8つのクラウドサービスを大活用!

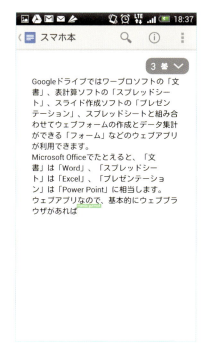

Googleドライブアプリは、クラウド・ストレージとしての機能のみならず、文書やスプレッドシートの作成もできます。これが、Google版Officeと呼べる理由です。

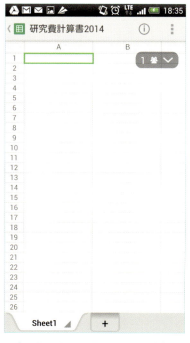

スプレッドシートもこの通り！もちろん、文書もスプレッドシートも共有可能。また、ウェブブラウザ版を使うと、フォームやプレゼンテーションの作成もできます。

閲覧、編集ができるので、自宅だけでなく職場でも電車の中でもどこでも使うことができます。

　Googleドライブは「ドライブ」という名前が示す通り、それ自体がファイルを保存するためのクラウド上のストレージ（記憶装置）なので、スマホで撮った写真を保存しておけば共有も簡単です。

　Microsoft Officeで作成したファイルやPDF書類も自宅のPCなどでGoogleドライブにアップロードしておけば、職場などでも閲覧できるので、とても役立ちます。

49

Google ドライブ
レポートをどこでも編集

Googleドライブの「文書」は、スマホはもちろんPCやタブレットなどでも利用できます。もう、USBメモリに大切なレポートのファイルなどを保存して持ち歩く必要はありません。

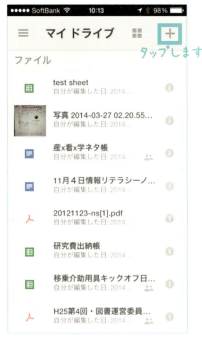

Googleドライブに新たに文書を作成するには、Googleドライブアプリからマイドライブを開き、右上のプラスのマーク「+」をタップします。

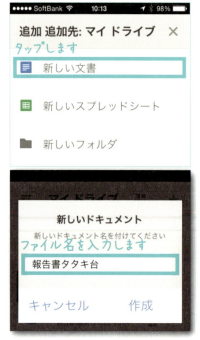

次の画面で「新しい文書」をタップします。すると「新しいドキュメント名」を尋ねられるので、あとから見てわかるように適切なファイル名をつけておきましょう。

　Google ドライブで作成したファイルの保存場所はクラウドなので、作成したファイルはスマホはもちろん、自宅の PC やタブレットなどでも閲覧や編集をすることができます。

　スマホでの作成方法はいたって簡単。Google ドライブアプリを起動して、「新しい文書」をタップします。あとで開く時にわかりやすいファイル名をつけて作成ボタンを押せば新規文書作成は終了です。

　スマホ版アプリでは、文書以外に、「スプレッドシート」やファイルを整理するためのフォルダが作成できます。

第 2 章
8つのクラウドサービスを大活用!

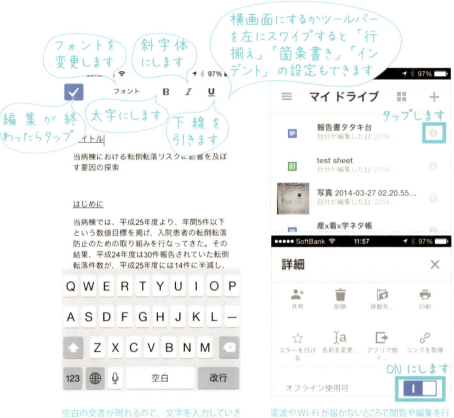

空白の文書が現れるので、文字を入力していきましょう。フォント、太字、斜字、下線も指定できます。編集し終わったらチェック「✓」のアイコンをタップして保存しましょう。

電波やWi-Fiが届かないところで閲覧や編集を行うには、あらかじめファイル一覧画面でファイル名の右側にあるiのアイコンをタップし、「詳細」画面で「オフライン使用可」をONにしておきます

　さて、ファイル名をつけた新しい空白の文書ができ上がりましたので、テキストを入力してみましょう。画面のテキスト入力エリアをタップすると左上に✓マークが現れ「編集モード」に切り替わります。

　Googleドライブの書類を閲覧/編集するには、基本的にインターネットに接続している必要があります。あらかじめ「オフライン使用可」をONにしておけば、電波の届かない場所や機内モード中でもレポートなどの文書を編集できます。こうすると、次回ネット接続した際に同期が行われ、クラウドの文書は最新のものに自動更新されるので安心ですね。

Google ドライブ
レポートを共同制作！

Googleドライブの「文書」は、同じ文書ファイルをさまざまな端末で利用できるだけでなく、共有設定した別の人と同時に編集することができます。

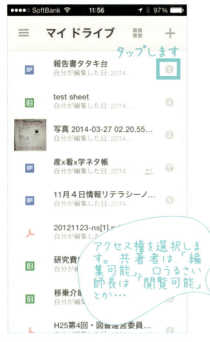

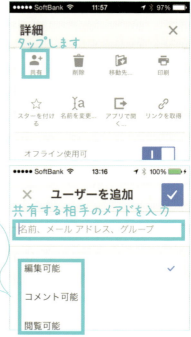

アクセス権を選択します。共著者は「編集可能」、口うるさい師長は「閲覧可能」とか…

文書を共有するにはGoogleドライブのファイル一覧画面(マイドライブ)でファイル名の右側にあるiのアイコンをタップします。

詳細画面で「共有」のアイコンをタップして現れる「ユーザーを追加」の画面で、共有したい相手を入力します。アクセス権は「編集可能」「コメント可能」「閲覧可能」の3段階です。

　論文やレポート、ケースカンファレンスやブレインストーミングなど看護師が共同で何かを行う場面は多いですよね。従来、共同でレポートなどを作成する際には、誰かが書いたタタキ台を印刷して、他のメンバーがコメントをつけたり、電子メールやUSBメモリで文書ファイルの複製を配付して、修正を記入するのが一般的でした。

　でも、メンバーが思い思いに加筆したコメントを、1つに整理してタタキ台に反映させるのは結構しんどい作業です。メンバーが多ければなおさらです。また、ファイルでやりとりしていると、最終的に一体どれ

第 2 章
8つのクラウドサービスを大活用！

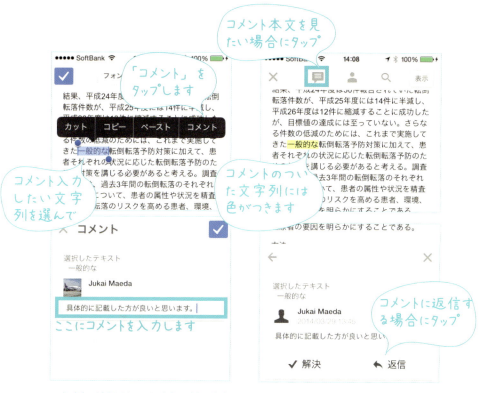

が最新のファイルなのかわからなくなってしまうこともあります。

　Google ドライブの「文書」では、クラウドに保存した1つのファイルを複数の人々で編集することができます。コピーを作らないので、どれが最新かを悩む必要はもはやありませんし、複数の人々が同時に1つのファイルを編集することも可能です。上書きだけでなくコメントもつけられます。ガンガン上書き編集しても大丈夫なの？という心配はご無用。変更履歴が逐一記録されるので、誰が修正したかを確認するのも、以前のバージョンに戻すのもお手のものです。

Google ドライブ
表作成はまかせなさい！

Googleドライブの表計算ソフト「スプレッドシート」を使えばちょっとややこしい計算も簡単にこなせます。適宜更新される最新データを共有するためのデータベースとしても使えます。

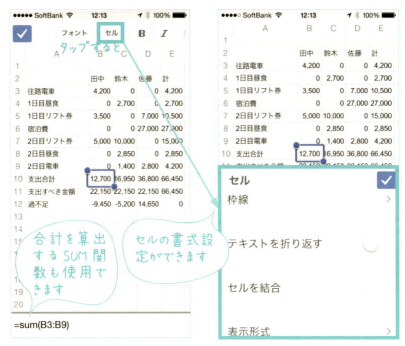

スプレッドシートを作成したらExcel同様の使い勝手でデータを入力します。＋－×÷の四則演算はもちろん、合計や平均などの関数も使用できるので便利です。

「セル」をタップすれば、枠線、テキストの折り返し、セルの結合、数値の表示形式なども細かく設定することができます。この表では、数値を3桁区切りにしています。

　Googleドライブではモバイル版Excelとも言うべき「スプレッドシート」が利用できます。

　スプレッドシートでは、①数値データの入力・種々の計算、という表計算本来の使用方法はもちろんのこと、②強力な共有機能を活用して、適宜更新しながら最新版をメンバー同士で常に共有したい場合にも威力を発揮します。

　①の使い方では、たとえばグループで出張をした際の割勘計算などはお手のものです。グループメンバーでスプレッドシートを共有しておい

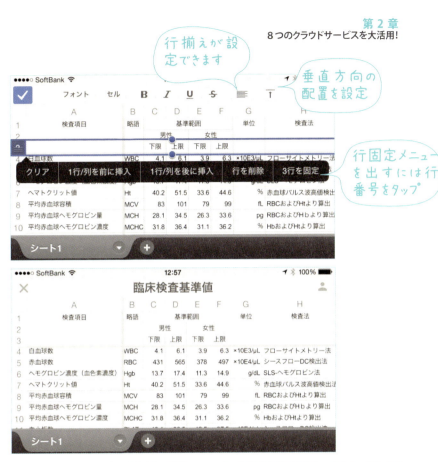

その他にも、行揃え、セル内の垂直方向の配置、行列固定などもできます。それらを駆使すれば小さい画面でもスクロールして見やすい表を作成することができます。

表の管理者は「編集可能」、表のユーザは「閲覧可能」と、各権限を設定しておけば、ユーザは常に最新の一元化されたデータを参照できることになります。

て、自分が立て替えた支出金額を入力しておけば、出張帰りに立ち寄ったコーヒーショップなんかで支出合計額を頭割りして一気に精算まで持ち込むことができます。数式や関数なども使えます。

　②に関しては、たとえば、臨床検査値の基準値。測定方法の変更や単位の見直し等により変更されることがありますが、これをいちいち周知徹底するのは手間です。メンバーで参照できる共有スプレッドシートを作成しておいて、編集可能権限を持つ責任者がそのファイルを修正すれば即座にメンバーに伝えることが可能です。

Dropbox
どこでもアクセス便利箱

データはネット上にあるので、鍵（IDとパスワード）さえあれば、どんな環境でもアクセスでき、共有もできる。それがクラウドですが、どんなファイルにいつでもアクセスできる便利箱がコレ。

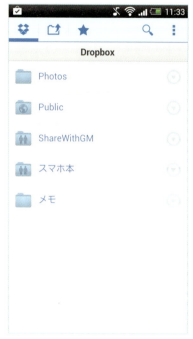

スマホにDropboxのアプリをダウンロードし、アカウントを作ったらすぐに利用できます。トップ画面では、このように自分のフォルダが一覧できます。

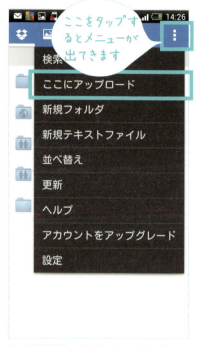

ここをタップするとメニューが出てきます

フォルダを選択し、右上のメニューから「ここにアップロード」を選ぶと、スマホ内のファイルをアップロード可能。PCやタブレットなど他の環境でもファイルにアクセスできるようになります。

　自分のPCにあるファイルを、外部の環境でも使いたい。そんな時、USBなどのメモリに入れて、データを持ち出し、外部のPCでまた読み込んでいませんか？メモリを家に忘れたり、紛失しちゃったらどうします？
　でも、クラウドならそんな心配は無用。Dropboxは、ネット上でのあなたのハードディスクです。そこに保存しておけば、外から見たい時には、自分のIDとパスワードを入れて、アクセスするだけ。もちろん、自宅のPC以外でデータを開く際には、そこにも同じソフトが入っていることが必要ですが、テキストファイルやPDF、写真、動画など、汎用的に開ける

第 2 章
8つのクラウドサービスを大活用!

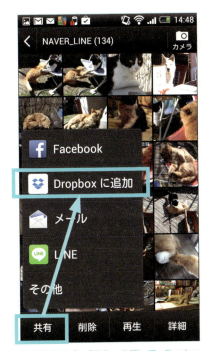

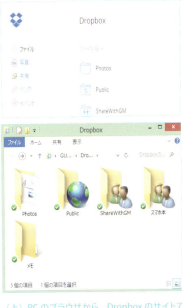

他のアプリから、「共有」を開いて、Dropbox に送ることもできます。Dropbox をインストールしてあれば、このように自動的に共有先の候補として表示されます。(写真アルバムアプリの例)

(上) PC のブラウザから、Dropbox のサイトでログインすれば、スマホと同じファイルにアクセスすることができ、より細かな共有などの設定ができます。
(下) Dropbox の PC インストール版もあります。これを使うと、PC 上でフォルダを扱うのと、まったく同じ感覚で、Dropbox を利用することができます。

形式のファイルであれば、どこでも閲覧や編集ができます。もちろん、タブレットやスマホでも開くことが可能なのです。

　たとえば、自宅の PC で読みかけの論文は Dropbox に入れておいて、残りは通勤途中にスマホで読む。Dropbox に保存した作りかけのレポートをタブレットで開いて、あとは職場の昼休みにでも加筆して完成。こういったことが、手軽にできるようになります。自宅の PC、職場の PC、タブレット、スマホと、場所や環境にしばられず、いつでもファイルにアクセスできる上、データ紛失の心配もありません。

Dropbox
共同作業でコピー代節約！

Dropboxのもう１つのメリットは、フォルダごとにアクセスの権限を与えることで、他の人もそのフォルダを開けられるようにできることです。これを使うと、共同で作業する時にとても便利です！

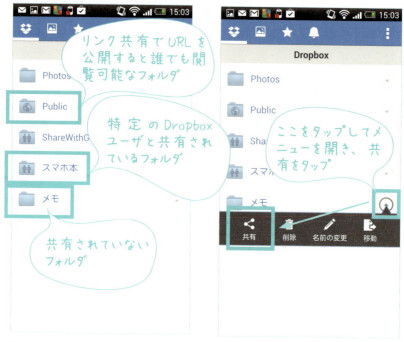

各フォルダのマークは、共有状態を表しています。地球マークはパブリックフォルダ。人のマークはDropboxユーザとの共有フォルダなど、共有の状態がひと目でわかります。

たとえば、現在共有されていない「メモ」のフォルダを、共有したい場合は、フォルダの右にあるボタンをタップして、「共有」を選びます。

　職場の仲間で、同じ資料を共有して作業をする時、どのようにファイルをやりとりしてますか？ メールで送る方法もありますが、資料がたくさんあると、いちいち添付するのが面倒だし、サイズの大きなファイルだと、送れなかったり、相手が受け取れなかったりする場合もあります。ネットのファイル転送サービスを利用することもできますが、受け取る側は保存期間内にダウンロードしなければなりません。

　そこで役立つのが、Dropboxのファイル共有機能です。Dropboxでは、共有したいファイルに、アクセス権限を与えることができるので、共同作

第 2 章
8 つのクラウドサービスを大活用!

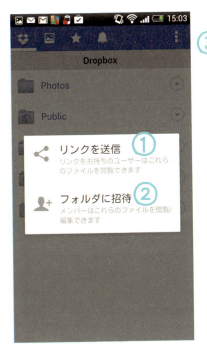
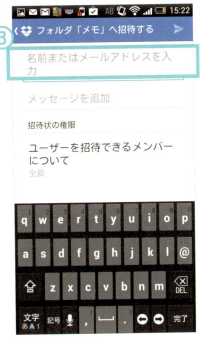

共有を選ぶと、2 種類の共有法が表示されます。① 「リンクを送信」はメールなどでリンクの URL を送る方法。Dropbox ユーザでなくても公開できますが、フォルダの閲覧のみとなります。

② フォルダの閲覧・更新を可能にする場合は、「フォルダに招待」を選び、③ 招待したいユーザのメールアドレスを入力し送信します。相手が Dropbox ユーザなら、すぐに共有できます。

業をするメンバー全員が閲覧できるようにしておけば、面倒なファイルのやりとりをせずに済みます。新たな資料が加わったり、資料を更新した際には、そのことをハングアウトやメールなどで伝えるだけで OK です。

　みんなで資料を集める際の共同の保管場所にしたり、定期的な報告書の回覧用として使ったり、共同でレポートを作成する時の、素材や資料の共有場所にするなど、工夫次第でさまざまな使い方ができると思います。また、Dropbox でデータを読める環境を整えることで、文書のやりとりをスマートに電子化すれば、コピー代や配布の手間を省くこともできます!

Part 06 Evernote
スマホ時代の万能メモ帳

高機能なスマホをメモ帳として大活用するための代表的なアプリがEvernote。テキストはもちろん、写真、動画、音声などあらゆるメディアをメモし、共有もできる万能のメモ帳です！

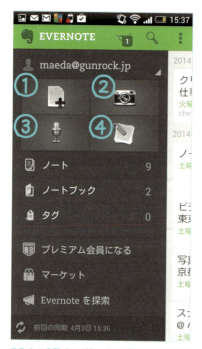

この4つのアイコンが、メモを取る際の基本操作パネル。①はテキストでメモ、②はカメラでメモ、③は録音でメモ、④はスマホ内の写真など、既存のファイルをメモに貼りつけます。

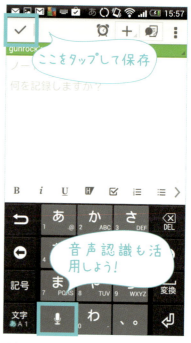

①を開くと、テキスト入力画面になります。タイトルを入れて、本文欄にメモをしていきましょう。もちろんキーボードのマイクマークで、音声認識によるテキスト入力もできます。

　すでに、スマホのカメラや録音機能をメモとして活用している方もいるでしょう。でも、写真は写真、音声は音声なので、1つのアプリでまとめて一覧できませんし、メモとしての写真とプライベートのスナップ写真が混在してしまうと、写真のメモだけを振り返るのも面倒です。
　そこで、テキストや写真、動画や音声まで、メディアを問わず、ひとまとめに扱うことができたら、とても便利ですよね。そんなニーズを満たしてくれる夢のようなアプリがEvernote。どんなメディアも扱える、スマホ時代ならではの最強のメモ帳です！

第 2 章
8つのクラウドサービスを大活用!

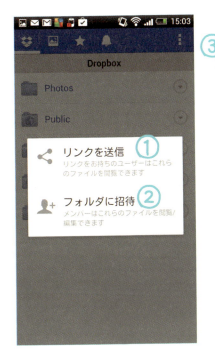
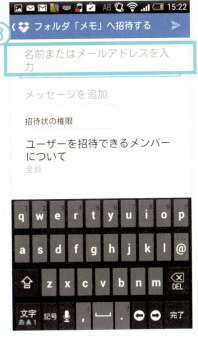

共有を選ぶと、2種類の共有法が表示されます 1「リンクを送信」はメールなどでリンクの URL を送る方法 Dropbox ユーザでなくても公開できますが、フォルダの閲覧のみとなります

2 フォルダの閲覧・更新を可能にする場合は、「フォルダに招待」を選び、3 招待したいユーザのメールアドレスを入力し送信します 相手が Dropbox ユーザなら、すぐに共有できます

業をするメンバー全員が閲覧できるようにしておけば、面倒なファイルのやりとりをせずに済みます。新たな資料が加わったり、資料を更新した際には、そのことをハングアウトやメールなどで伝えるだけで OK です。

　みんなで資料を集める際の共同の保管場所にしたり、定期的な報告書の回覧用として使ったり、共同でレポートを作成する時の、素材や資料の共有場所にするなど、工夫次第でさまざまな使い方ができると思います。また、Dropbox でデータを読める環境を整えることで、文書のやりとりをスマートに電子化すれば、コピー代や配布の手間を省くこともできます!

Evernote
スマホ時代の万能メモ帳

高機能なスマホをメモ帳として大活用するための代表的なアプリがEvernote。テキストはもちろん、写真、動画、音声などあらゆるメディアをメモし、共有もできる万能のメモ帳です!

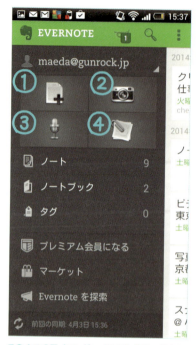

この4つのアイコンが、メモを取る際の基本操作パネル。⑴はテキストでメモ、⑵はカメラでメモ、⑶は録音でメモ、⑷はスマホ内の写真など、既存のファイルをメモに貼りつけます。

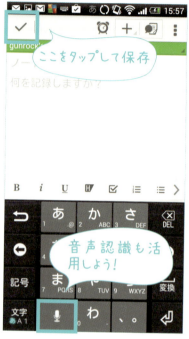

⑴を開くと、テキスト入力画面になります。タイトルを入れて、本文欄にメモをしていきましょう。もちろんキーボードのマイクマークで、音声認識によるテキスト入力もできます。

　すでに、スマホのカメラや録音機能をメモとして活用している方もいるでしょう。でも、写真は写真、音声は音声なので、1つのアプリでまとめて一覧できませんし、メモとしての写真とプライベートのスナップ写真が混在してしまうと、写真のメモだけを振り返るのも面倒です。
　そこで、テキストや写真、動画や音声まで、メディアを問わず、ひとまとめに扱うことができたら、とても便利ですよね。そんなニーズを満たしてくれる夢のようなアプリがEvernote。どんなメディアも扱える、スマホ時代ならではの最強のメモ帳です!

第 2 章
8つのクラウドサービスを大活用！

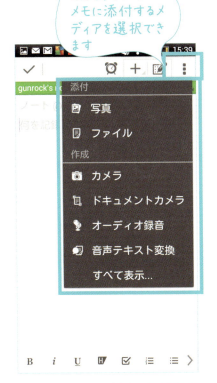
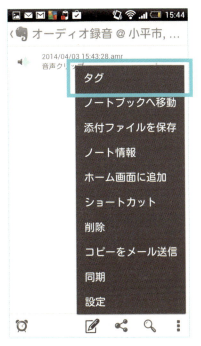

テキストのメモには、写真やオーディオなど、さまざまなファイルを添付できます。逆に、撮影した写真のメモに、あとからテキストや音声によるメモを加えることも可能です。

メモにはタグをつけることができます。関連するメモに同じタグをつけておけば、あとでメモを検索する時にも便利。メモのタイトルに同じキーワードを入れておく方法も検索に有効です！

　Evernote のメリットは大きく 3 つあります。1 つ目は、状況に応じて素早い記録の仕方を選べること。文字で打つのが面倒な時は、ひとまず録音したり手書きでメモ。もちろん、写真も動画も OK。いかなるメモのタイミングも逃しません。2 つ目は、メモにタグをつけておくことで、同じテーマのメモをすぐに一覧できること。メモがメモに埋もれて探せないといったことがなくなります。3 つ目は共有。同じメモをシェアしつつ、みんなで書き込んでいくことで仕事のアイデアが膨らみます。もはや個人のメモの域を超え、共同作業スペースにもなり得るのです。

Part 06 Evernote
どんどんスクラップ！

メディアミックスのメモは、あらゆるメディアから1つのテーマを追いたい時に、威力を発揮。新聞記事、ウェブサイト、テレビ、ラジオなど、見るもの聞くものなんでもかんでもメモできます！

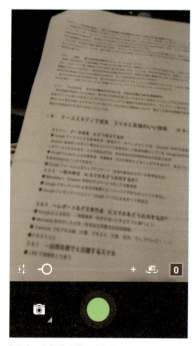

気になった記事を見つけたら、Evernoteのカメラで撮影してメモ。通常、利用しているカメラで撮影した場合は、写真の共有でEvernoteを選んで、あとからメモに加えることもできます。

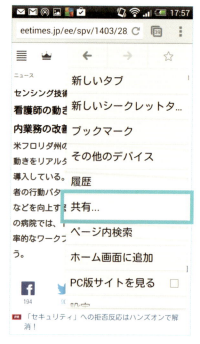

ブラウザで、興味深い記事を見つけたら、「共有」を選んで、Evernoteに送っておきましょう。記事タイトルとURLか記録されます。

　1つのテーマを追って、あらゆるメディアから情報を集めたい時に、Evernoteはうってつけ。なぜなら、いかなるメディアでもメモれるからです。気になった新聞記事があれば、写真にパシャッと収め、ネットサーフィンで見つけた有用なサイトがあれば、URLを記録。テレビを見ていて、テーマに関連した情報に出会ったら、テレビ画面をそのまま撮影。ラジオだったら録音。内容の吟味や整理はさておき、どんどんスクラップしてみましょう。同じアカウントで使えば、PCでも見ることができるので、スマホでどんどんスクラップして、その後の整理はゆっ

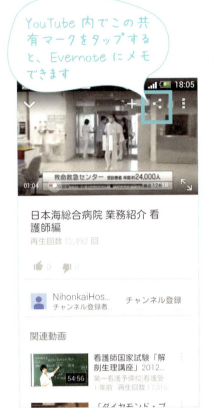
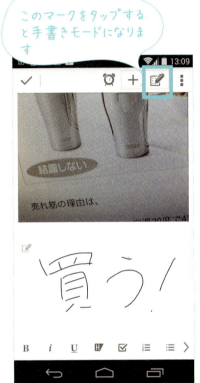

たとえば、YouTube で見つけた、あとで見たいムービーを Evernote にメモ。ムービーのタイトルと URL が記録されます

撮影でメモを残して、手書き入力で補足を加えたメモ。このように、Evernote ではメディアミックスで、1つのメモとして記録できます

くりと PC で行う、ということが可能です。

　逆に、Evernote があるからこそ、日常で触れる情報のアンテナ感度が高まってくるというメリットもあります。日常で自分が気になったものをスクラップしていけば、そこから自然に1つのテーマが生まれてくることもあるでしょう。看護師であれば、健康や予防、医療や薬剤など、自分が気にかかる情報を、新聞、テレビ、ウェブと、何でもスクラップしてみてください。日常の業務はもとより、患者さんとのコミュニケーションにも、大いに役立つはずです。

Part 06 Evernote
メモをみんなでシェア！

個人的に集めたメモやアイデア。自分の中で整理して考えをまとめるのももちろんアリ。ですが、メモをみんなとシェアすることで、新たな情報や、思いもしなかったアイデアに発展することも！

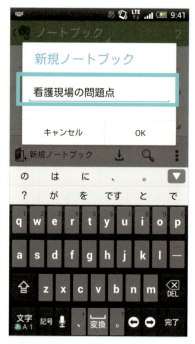

まずは、みんながメモや情報を入れられる箱をノートブックとして作りましょう。「新規ノートブック」をタップして開き、共有するテーマなど、ノートブック名を決めてください。

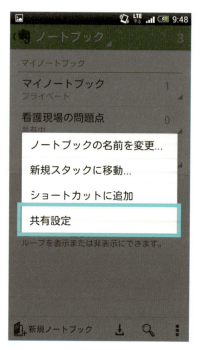

各ノートブックに対して、個別に共有設定を決めることができます。新たに作られたノートブック「看護現場の問題点」の右側をタップして、「共有設定」を開きましょう。

　どんどんスクラップ。じっくり整理。こうして、自分の研究テーマに沿ったメモ（あるいはテーマ探しのメモ）が熟成されていきます。でも、ここまでは手書きのメモでも、メディアミックスのメモでも、個人的な作業です。しかし、そこに他者の視点からチョイスされた情報や、新たなアイデアが加わってくるとすれば、どんな素晴らしい広がりを見せるでしょう？

　PCでも、タブレットでも、スマホでも、自分のアカウント上で一元的に管理・閲覧・更新できるのが、閉じたクラウドだとすれば、みんな

第 2 章
8つのクラウドサービスを大活用!

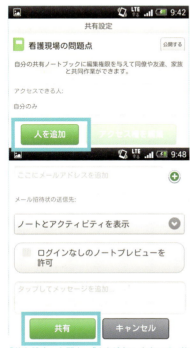

「共有設定」を開き、「人を追加」をタップ。共有したい人のメールアドレスを入れて、「共有」をタップ。メールを受けた人に Evernote かなければ、アカウントの作成を促してくれます。

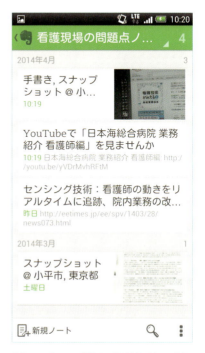

共有メンバーは、職場や日常生活で触れる情報の中で、看護現場の問題を見つけるたびに、このノートブックにメモを残すことで、テーマに沿った情報が、どんどん集まってきます!

と情報を共有するのは開かれたクラウドです。そして、開かれたクラウドこそがクラウドの醍醐味なのです。

　看護の現場である問題が起きたとしましょう。それを、誰かが1つのテーマとして一般的な情報を収集し、それを元にチーム全員が関連した情報や個人的なアイデアを提供していく。ある人が、収集した記事が解決の大きな足がかりになるかもしれないし、みんなが集めた情報メモから、誰もが納得する新しいアイデアが出てくるかもしれません。Evernote はそんな場にもなり得るのです!

Part 06 Evernote
有料版で機能充実！

まずはEvernoteの無料版を使ってみて、気に入ったら有料版にバージョンアップしてみましょう。ひと月あたりのアップロード容量が格段に大きくなり、使い勝手もさらに向上します！

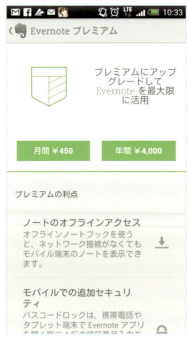

有料版（Evernoteプレミアム）は月額450円、年間4000円（執筆時点）。写真や画面のスナップショット、ムービーや音声など、なんでもメモしたい人は、ぜひフルスペックで！

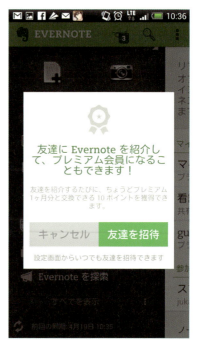

友だちをEvernoteに招待することで、1カ月分のプレミアム会員になることもできます。フルスペックの機能を無料で試したいなら、こうしたサービスを利用するとよいでしょう。

　アプリの販売手法の1つとして、機能を限定した無料版と、フルスペックで使える有料版を提供するケースがあります。アプリの提供側は、ユーザの間口を広げることができるし、ユーザは無料版をじっくりと試してから、納得して購入できます。ですから、気になるアプリがあったら、まずは無料版で存分に試してみるのが得策です！

　Evernoteも同様に、無料版と有料版（Evernoteプレミアム）を提供しています。無料版で一番のネックは、ひと月あたり60MBしかアップロードできないことです。テキストのメモ程度なら十分かもしれませ

第 2 章
8つのクラウドサービスを大活用！

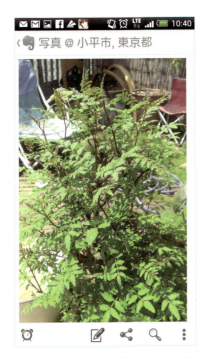

フル解像度の写真をメモに貼ると1枚あたり3MB。無料版だとひと月60MBまでなので、約20枚しかアップできないということに…。有料版は1GB(約1000MB)なので余裕です！

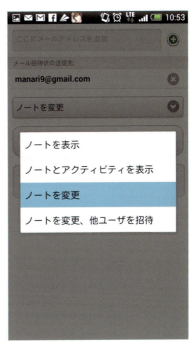

ノートブックの共有では、共有相手が閲覧のみならず、編集もできるようになります。1つの文書に、お互いに手を加えながら、まとめていくといった共同作業が可能となります

んが、画像などを多くアップロードすると、すぐに制限いっぱいになってしまいます。ですから、無料版だと実は「何でもどんどんスクラップ」というわけにはいかないのです。

　一方、有料版はひと月あたり1GB(=1,024MB)と大幅に容量がアップ。1ノートあたりの容量も増えます。さらに、PDFやOffice内のテキスト検索もできるので、過去のメモから必要な情報を見つけやすくなります。また、ノートブックの共有機能は閲覧だけでなく編集も可能となるので、共同作業の幅も大きく広がりますよ。

Facebook
いわば新たな名刺です！

ソーシャルネットワークの代表格と言える世界的なサービスがFacebook。これはいわば、あなたの新たな名刺です。まずはプロフィールを作ってみましょう。そこから思わぬ世界が広がります！

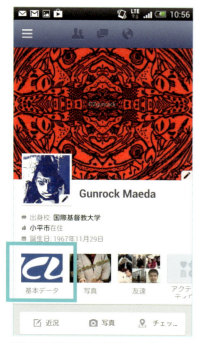

アカウントの作り方は、ガイダンスに従って入力していくだけなので、本書では割愛します。自分のページにある「基本データ」が、あなたのプロフィールとなります。

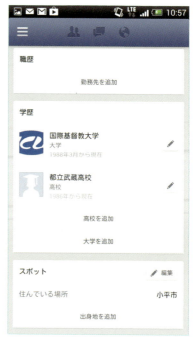

基本データには、勤務先、学歴、仕事のスキル、家族、自己紹介、住んでいる場所、出身地、生年月日、連絡先、好きな音楽や映画や本など、詳細なプロフィールを作成・更新できます。

　実名のアカウントで自分の日常を発信し、フレンドとの交流を深めるツールとして、世界中で今、最も親しまれているサービスがFacebookです。とは言っても、職場の人たちとは、毎日顔を合わせているし、親しい友人は、直接会ったり、電話やメールでも交流しているから、わざわざFacebookを使う必要がないという方もいるでしょう。

　Facebookは、電話やメールに加えて、もう1本、コミュニケーション手段を作っておくくらいのイメージでいいのです。もっと言えば、Facebookでの密なコミュニケーションを求めていなくても、まずはこ

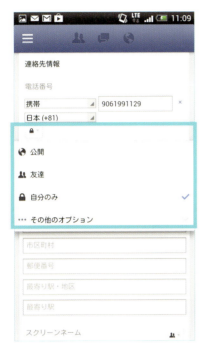
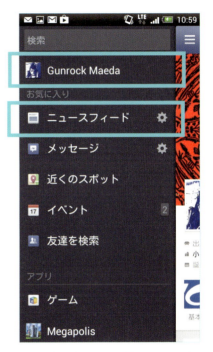

公開設定は、個別の項目で指定可能です。たとえば、住んでいる場所や生年月日、連絡先など、公開したくない情報は、公開先を「自分のみ」にしたり、「友達」に限定することができます。

一番上があなたのページ。「ニュースフィード」はあなたの友達や「いいね!」ボタンを押したページの、日々の更新情報を一覧するところとなります。詳しくは後述します。

　の代表的なソーシャルネットワーク上で、気軽に自分の名刺を作っておくといった感覚でいいでしょう。学歴、職歴、住んでいる場所、仕事のスキル、家族関係、生年月日、連絡先情報などなど、詳細な情報をまとめておくことができます。もちろん、個人情報なので公開/非公開、公開する対象（友達や自分のみなど）も個別に設定できます。これまでの自分を振り返りつつ、自分の詳細な名刺を作る感じで、まずはFacebook上に履歴をまとめてみましょう。そこから、思わぬ世界が広がってくるはずです！

Part 07

Facebook
フレンドとつながろう！

Facebookでアカウントを作り、自分の名刺気分でプロフィールを作ったら、Facebook上のフレンドとつながってみましょう。電話やメール、そしてFacebook。新たなつながりが開通します。

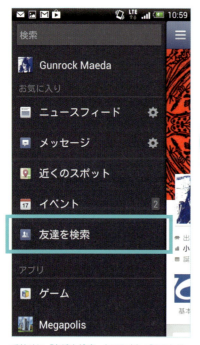

手始めに、「友達を検索」してみましょう！これは、自分のPCやスマホ内のアドレス情報を元に検索したり、メールアドレスで検索したり、共通の友達から知り合いを探してくれる機能です。

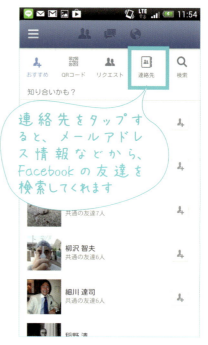

「おすすめ」は共通の友達情報から、友達候補を自動で見つけてくれます。「連絡先」は自分の端末のアドレス情報から、友達を調べてくれます。まずは、ここから友達を見つけましょう！

　アカウントを作り、プロフィールを作ったら、ひとまずはFacebook上での、あなたの名刺は完成です。個人的な名刺感覚で作ったつもりでしょうが、お楽しみはまだまだこれから。友達を検索すると、あなたのスマホに登録されたメールアドレスなどを手がかりにして、既にFacebookにアカウントを持っている人をリストアップしてくれます。
　親密に会っている人、たまに会う人、疎遠にしてる人、意外な人…。まるで、あなたの交友記録を一気に振り返るような感覚になります。Facebookに登録している、さまざまな人が実名とともにアイコンで

第 2 章
8つのクラウドサービスを大活用！

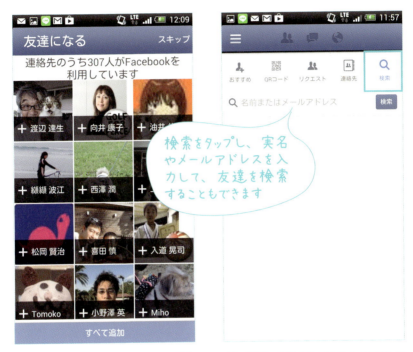

アドレス情報からたどる、「連絡先」による検索は、とても優れています。リストアップされた中で、Facebookの友達になりたい人をタップし、リクエストを送って、相手に承認されれば友達成立！

また「検索」を使って、実名やメールアドレスから、Facebook上の友達を調べる方法もあります。これらのさまざまな検索方法で、多くのFacebookユーザが見つかるはずです！

出現します。その中から、Facebookでつながっておきたい人に、フレンドリクエストを送りましょう。相手がリクエストを承認すれば、Facebook上でのつながりは成立！

　ずっと気にかけているけど、電話もメールもわからない友達も、実名で検索すれば、見つかるかもしれません。同じ出身校や勤務先などからも探すこともできますし、当時接点がなかったとしても同じ出身校だということで、新たな交流が始まることもあります。懐かしいやら嬉しいやら、Facebookで初めてつながる瞬間は、驚きの連続です！

Part 07 Facebook
個人的な日記として

Facebookでアカウントを作り、自分の名刺気分でプロフィールを作ったら、まずは、日記として活用してみましょう。誰かに発信するでもなく、ごく個人的な日常の、あんなこと、こんなこと…。

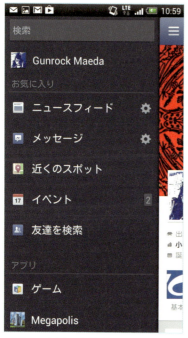

一番上の、あなたの名前が表示されたところが、あなたのページです。ここをタップすると、あなたのページが開きます。ここが、言わば自分の日記となります。

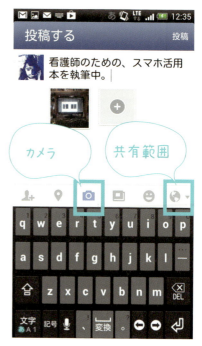

「近況」をタップして投稿画面へ。テキストに加えて、スマホで撮影した写真なども入れた記事が作れます。共有範囲マークをタップすると、各投稿ごとに公開先を指定できます。

　アカウントを作り、プロフィールを作り、懐かしい人から、友人知人までFacebook上でつながりました。さて、ここから何をしましょうか？
　まずは、ごく個人的な日常を綴るための、日記として使ってみてください。今日の出来事、気にかかったニュースで思うこと、今日撮影した写真や動画。それは、あなたの日々更新されていく自分自身の人生を綴るライブ・プロフィールです。もちろん、投稿した記事は公開/非公開、フレンド限定、家族限定公開など、公開先を自分で設定できます。一切公開せず、自分の日記として使うことだってできます。

第 2 章
8つのクラウドサービスを大活用！

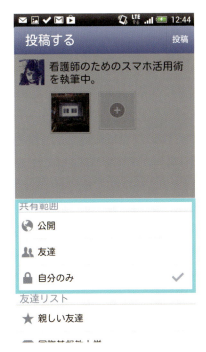

個人的な日記として使ってみるなら、「共有範囲」を「自分のみ」に。友達だけに公開するなら「友達」をチェック。プライバシー設定で、すべての投稿の共有範囲を決めておくことも可能です。

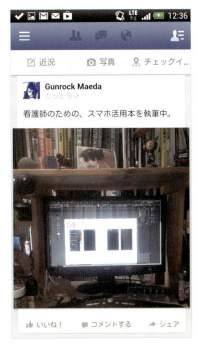

写真とともに記事を投稿完了。自分のページのタイムラインや、友達のタイムライン（公開設定を友達にした場合）でこのように、記事がアップされます

　看護師なら職場の出来事を綴ってもいいでしょう（ただし、個人情報には十分配慮してください）。もし、同じ看護に携わるフレンドに公開するなら、思わぬアドバイスを受けたりして、交流が深まるかもしれません。毎日、職場で顔を会わせている人でも、Facebook上ではまた違った考え方に触れられるかもしれません。自分の病院では、こんな問題が起きているけど、他ではどうなんだろう？「私もそうなんです、一緒に考えましょう！」とか「うちでは、こんな風に解決しました！」など、看護の現場に大いにプラスとなるコミュニケーションが膨らむはずです。

Facebook コミュニティを作ろう！

個人的な日記として発信するだけでなく、看護の仕事に関するテーマを決めて、話題を提供したいなら、新たなFacebookページを作成しましょう！ 1つのコミュニティとしても活用できます。

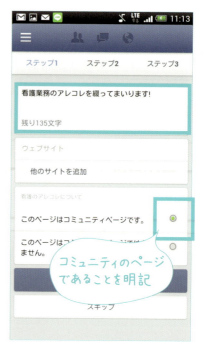

新しいページを作るには、Facebookページ＞「Facebookページの作成」へ。ここではページ名を「看護のアレコレ」、カテゴリを「その他」に、「サブカテゴリ」をコミュニティとしましょう。

ページ内容の説明を入れて、コミュニティページにチェックを入れます。次のステップで、ページ画像、最後のステップでURLを決めれば、もうできあがりです。とっても簡単です！

　プライベートな日記から、もう一歩発展させて、仕事上のテーマに基づいた情報を発信していきたいなら、新たなFacebookページを設けましょう。プライベートな内容は自分の近況に綴り、看護に関するテーマは、新設したFacebookページに書くといった感じです。

　たとえば、「看護のアレコレ」みたいなタイトルで、看護に関わるトピックをそこに綴っていくのです。その内容に興味を持った人は、「いいね！」ボタンをクリックすることで、自分のニュースフィード上で「看護アレコレ」の投稿記事が読めるようになります。

第 2 章
8つのクラウドサービスを大活用！

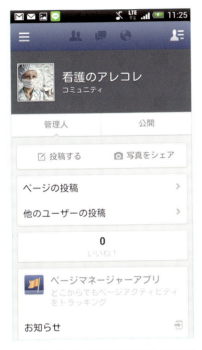

ページができたら、もうあなたはコミュニティの管理人。記事の投稿の仕方は、前述した通り、とても簡単です。「いいね！」をした人のタイムラインに表示され、読んでもらえるようになります。

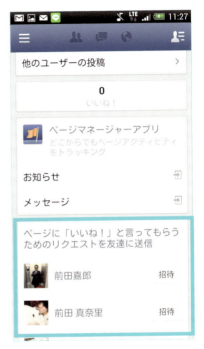

とりあえず、看護師のお友達に「いいね！」をしてもらって、読者をコツコツ増やしていきましょう。看護のトピックで情報交換できる場になるような、コミュニティを育ててみてください！

　最初は看護師の仲間を誘って、読者を募ってみましょう。自分の書いた内容に対して、意見が交わされるような場になれば、看護師同士の小さなコミュニティのできあがり。仲間といっしょに持ち回りで運営して、魅力的なトピックを発信していけば、そこから次第に看護師の輪が広がって、読んでくれる人も増えてくるでしょう。大きなコミュニティへと発展する可能性だって秘めているのです。コミュニティページを利用して、「看護に関する勉強会」を提案したり、みんなでイベントを考えたり、参加者を募ったりということも可能です。夢が広がりますよね！

ハングアウト
仕事に最適な IM は？

使うと便利なインスタントメッセンジャー(IM)アプリ。SkypeやLINE、iMessageなど、IMアプリはいろいろありますが、本書ではハングアウトをおすすめします。その理由は…

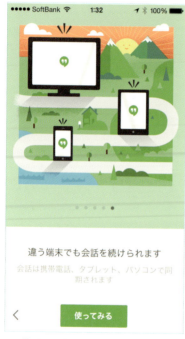

ハングアウトアプリをダウンロードして Google アカウントでログインすればすぐに使用できます。ハングアウトが標準のメッセージアプリとなっている Y!mobile のスマホならインストール不要。

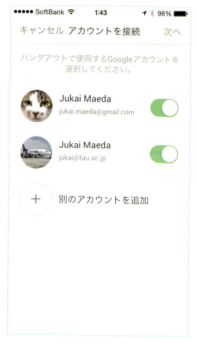

アプリを起動して現れる「使ってみる」ボタンを押すと、接続する Google アカウントの候補が出てきます。これ以外のアカウントを接続する場合は「別のアカウントを追加」しましょう。

　わざわざメールを送るのは面倒だし、電話をするまでもないけど、ちょっとしたメッセージをやりとりしたい場面がありますよね。そんな隙間のニーズにハマッたのがインスタントメッセンジャー (IM) です。IMには SkypeやLINE、Facebook Messenger、Google+ ハングアウト（以下ハングアウト）、iPhoneユーザなら iMessage などのアプリがあります。
　IM には相手が必要なので、自分がよく連絡をとる仲間が使っているアプリが無難。となると、たいていの場合 LINE ということになりますが、「クラウドを仕事に活用する」という主旨に照らして、本書ではハング

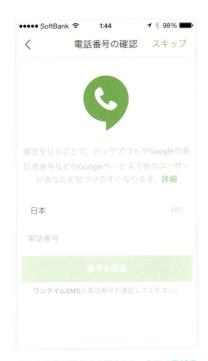

スマホの電話番号を登録すると、自分の電話番号を知っている他のユーザがハングアウト上で自分を探しやすくなります。この手順はスキップも可能です。

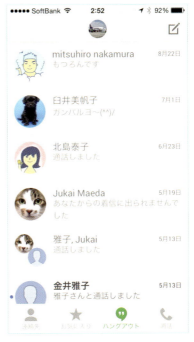

設定が終わると、他の端末でやりとりした相手のリストやそれらの相手とやりとりしたメッセージが閲覧できます。それらのデータはクラウドに保存されているので機種変更でも安心ですね。

アウト推しでいかせていただきます。

　その理由は簡単。LINEは、メイン機能とも言うべき「トーク」の保存先がクラウドではなく端末。つまり、別の端末から自分のアカウントでログインしても過去のトークを閲覧できないのです。

　ハングアウトはメッセージの保存先がクラウドなので、過去のやりとりを別の端末から閲覧できます。Googleアカウントでも利用できます。メッセージの検索ができるので、スクロールと目視を駆使した情報検索ともおさらばです。仕事の効率化に貢献すること間違いなしですよ。

ハングアウト
瞬間コミュニケーション

テキストや画像でチャット（会話）したり、音声や映像でやりとりしたり、インスタントメッセンジャーアプリ(IM)は、職場の手軽なコミュニケーションツールとして最適です！

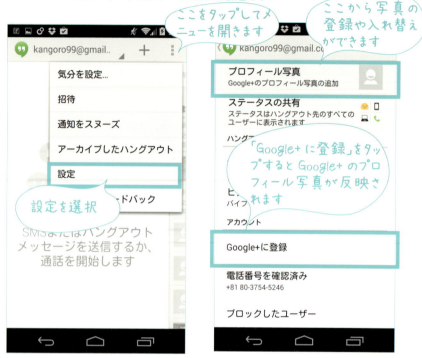

顔写真はいわば自分のアイコンです。メッセージのやりとりの際には名前で確認することもできますが、自分を示す写真を設定しておけば視認性はバッチリ。

ハングアウトをGoogle+に登録すれば、Google+で設定したプロフィール写真が自分のメッセージに反映されます。ハングアウトの設定画面から写真の入れ替えもできますよ。

　IMというと、友達とリアルタイムで長々とチャットを楽しむアプリというイメージを持たれている方も多いのでは。でも、その便利さの本質は「瞬間コミュニケーション」にあります。「大丈夫？」「着いた？」「ごめん、あと5分」みたいな、些細なやりとりを、瞬時に手軽にできるのがとても便利。

　看護の現場でも、ちょっとしたやりとりが瞬時にできると便利な場面が数多くあります。対面して報告する手間も省けて業務に余裕が出るし、同じチームで使えば、瞬間だけど密なコミュニケーションが広がります。

第 2 章
8つのクラウドサービスを大活用！

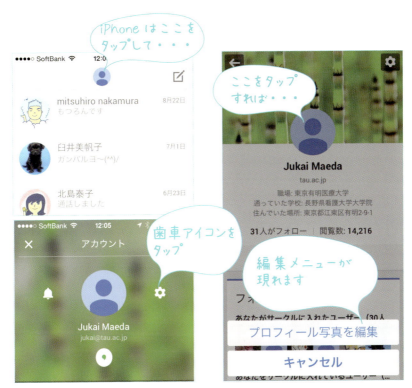

iPhone などの端末では流儀が異なりますが、ハングアウトアプリからプロフィール写真をいじれる画面に行ける点は同じです。まずは連絡先画面などで自分の画像アイコンをタップします。

プロフィール写真はその場でスマホで撮影できますし、もともと撮りためた写真の中からも選ぶことができます。もちろん、似顔絵の画像もアリでしょう。

　さらに、そんなちょっとした報告が IM で済んでいれば、実際に顔を合わせたやりとりで、そうした報告に時間を割かず、もっと重要な案件に集中できますよね。

　瞬間コミュニケーションで大事なのは、誰のメッセージなのかを即座に判別できることです。メッセージの文字の大きさに比べて差出人の名前は小さいので、プロフィール写真で差出人をバッチリ際立たせることがコミュニケーションのミスを防ぐ第一歩です。Android 版も iOS 版もハングアウトアプリからプロフィール写真の設定ができますよ。

Part 08 ハングアウト
チーム全員に一斉伝達！

1対1のやりとりが大事な場面もありますが、看護では、チーム全員に伝えておきたいことも多いですよね。IMを活用すれば、みんなのコミュニケーションがより円滑になります！

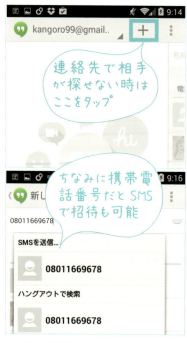

ハングアウトを設定すると、スマホの連絡先を参照して相手を探すことかできます。連絡先にない場合でも、名前やメアド、電話番号などで相手にアクセスすることが可能です。

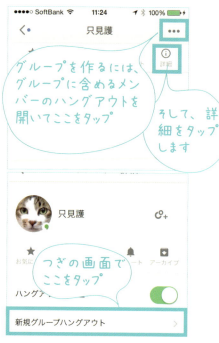

グループを作成するには、新たに作成するグループに含めるメンバーとのハングアウト画面から、新規グループハングアウトを作成すると簡単です。

　ちょっとしたメッセージでも、伝わっているかいないかで大違いという場面があると思います。チーム全員に何かを伝えたい場合、朝の申し送りを逃すともうチーム全員が一堂に会する機会がないし、かといって院内放送では重たすぎる場合にIMが大いに役立ちます。
　IMは登録した相手に対して、簡単にメッセージを送ることができるので、プライベートでも利用価値は高いですが、とりわけ看護の現場で注目したいのは、メンバーをあらかじめグループにしておくことで、グループ全員にメッセージを一斉送信できる機能です。

第 2 章
8つのクラウドサービスを大活用！

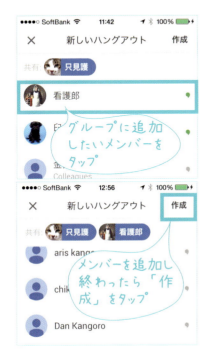

グループメンバーの追加は、新たにグループに含めたいメンバーをリストから選んでタップするだけなので、20人のチームでもあっという間に追加終了。最後に「作成」ボタンを押して終了。

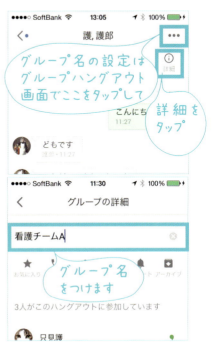

作成したばかりのグループ名はメンバーの名前の羅列でわかりにくいので、わかりやすいグループ名をつけましょう。グループの誰かが編集すればグループ全員に反映されます。

　たとえば、病棟の看護チーム用のグループを作成しておいて、「205号室の山田さん、一応バイタル安定ですが要注意」みたいな簡単な報告が、チームメンバーの心の準備に一役買うこと間違いなし。万が一急変した際でも、あらかじめ心の準備ができていれば、チームメンバーの対応力に大きな違いが出てくるはず。
　もちろん、IMによる看護チームの一斉伝達は、納涼会のお知らせなど、オフの連絡にも役に立ちます。オンはハングアウト、オフはLINEというふうにアプリを分けておけばスレッドが煩雑にならなくてすみますね。

81

Part 08 ハングアウト
音声認識入力や動画も OK

音声認識入力を使えば文字入力も苦にならないのでおすすめです。文字以外にも写真や動画、地図上の位置まで送信できるから、利用範囲はグッと広がりますね。

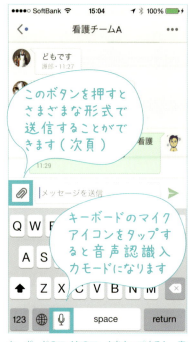

キーボードのマイクのマークをタップすると、音声認識入力モードに切り替わります。キーボードを使わなくても文字入力ができるのでとても便利です。

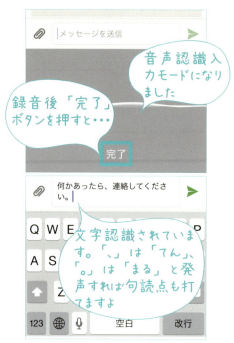

音声認識入力モードに切り替わったら、メッセージを発声しましょう。漢字変換も自動でやってくれるし、認識精度も十分実用レベルなので、入力の有力な方法の1つとして試す価値あり!

　すぐに報告しておかなくちゃと思う時ほど、決まって忙しく、そこまで手が回らないという場面がありますよね。忙しい時には普段やらかさないような入力ミスで余計に時間を食ったりするものです。入力に慣れていないならなおさらです。

　そんな時には、スマホのマイクに話すだけで文字にしてくれる、音声認識入力を使うと、とても便利。この機能は、ハングアウトの文字入力に限らず、検索キーワードを入れる際や、メモやスケジュールの入力など、スマホの文字入力のあらゆる場面で活用できます。

第 2 章
8つのクラウドサービスを大活用!

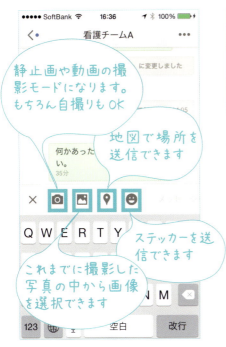

メッセージボックスの横のクリップのかたちのアイコンをタップすると、写真や動画、地図などが送信できます。文字ではなかなか伝えにくいものでもトンと来ています。

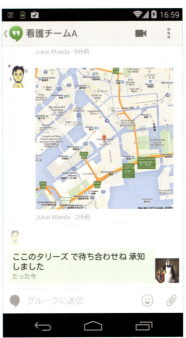

ちなみに地図を送るとこんな感じ。Google Mapで開くことができるので、スマホが道案内もしてくれます。職場外での待ち合わせや、新しい訪問先を伝える際に役に立つこと間違いなし!

　ハングアウトで送信することができるのは文字だけではありません。文字で伝えることが難しい場合でも写真や動画で送れます。地図上で現在地や待ち合わせ場所などを送信できる機能はかなり強力。

　新人看護師がスマホで「CF検査予定の田中さんですが、便の写真送ります。腸内洗浄OKですか?」とわざわざ見に来てもらわなくても、先輩看護師にコンサルすることが可能なわけです。

　写真も動画も、文字のやりとりと同様、非常に操作が簡単なので、状況に応じてフルに活用してみてください!

Part 08 ハングアウト
リアルタイムに伝達!

ハングアウトは通話やビデオチャットにも対応しています。とくに同時に10台まで参加できるビデオチャットは超強力。リアルタイムなやりとりにもハングアウトは威力を発揮します!

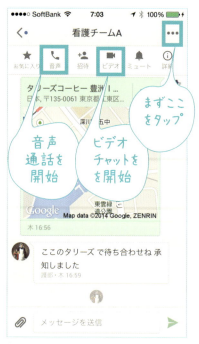

音声通話やビデオチャットを開始するには、通話したい相手とのハングアウトを開いて、ボタンをタップするだけです。相手は1人でもよいし、グループハングアウトを呼び出すことも可能。

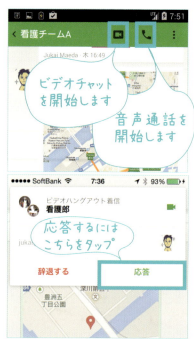

Androidスマホもほぼ同じ操作で相手を呼び出します。着信に対して応答をタップすれば通話が始まります。通話の途中で音声とビデオを切り替えることもできます。

　文字や画像による通信は、緊急性を要しない場合や記録として残したい場合に適していますが、すぐに伝えたいことや相談したいこと、いろいろ込み入っているので口で説明したいケースもあるでしょう。
　ハングアウトはリアルタイムな音声通話も可能なので、そんな時には電話で話をしましょう。電話と言ってもインターネット回線を用いた通信。電話代の心配は無用です。
　看護師は交代制勤務なので、毎日職場で全員と顔を合わせるわけにはいきません。でも、職場会議や院内研究班のミーティングなどで、非番

第 2 章
8つのクラウドサービスを大活用！

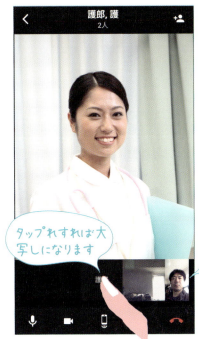

3人でビデオチャットをした時の画面。画面下部に参加者全員のサムネイル動画リストが表示されている。1人をタップすれば、その人を画面中央に大写しにすることができます。

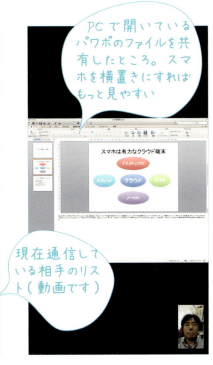

誰かが PC で参加すれば、そのパソコンの画面に表示できるものをハングアウトの画面上に配信することもできます。ペーパーレス化の一助となるかもしれませんね。

なのに職場に顔を出さなければならないことって多くないですか。

　そんな時にぜひ活用したいのが、ハングアウトのビデオチャット（＝テレビ会議）機能です。最大 10 台の端末を同時にネット接続してビデオ通信できるので、院外の非番者9人まで対応可能です。

　また、デスクトップコンピュータを使用すれば、自撮りの動画だけでなく、コンピュータの画面で表示されるあらゆるものを配信することができます。議事録を表示したり、作成中のパワポを改善したり、遠隔地にいても仕事の効率を落とさずにすみますよ！

第 3 章

ケーススタディ：スマホと看護のいい関係

　本章では、看護にとってすぐに役立つスマホとクラウドサービスの実例について解説します。

Part 01 データ収集編

Part 02 共同研究編

Part 03 看護管理編

Part 04 訪問看護編

データ収集編
スマホで書籍検索

ネット上の書籍データベースはかなり充実しています。さまざまな情報を集めるのにこれを利用しない手はありません。スマホで書籍を検索する際の有用なサービスをご紹介します。

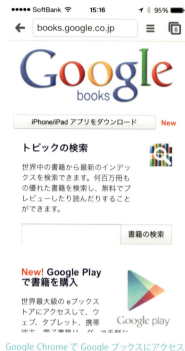

Google Chrome で Google ブックスにアクセスするとこのような初期画面が現れます。さっそく「トピックの検索」で書籍の検索をしてみましょう。

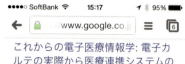

これからの電子医療情報学: 電子カルテの実際から医療連携システムの構築まで

検索語に関連した書籍のリストが現れます。この中で、内容を見ることができる書籍には「プレビュー」という表示があるので、実際に「プレビュー」をタップしてみましょう。

　ネットが普及してクラウド上の書籍データベースが充実してきてよいな〜と思うのは、本屋めぐりをしたり新刊案内に目を通していたころと比べて有用な書籍を効率的に探すことができるようになったことです。
　ただ、ネット上での書籍探しは本屋と違って、立ち読みができないという問題がありました。書評や提灯記事を鵜呑みにして購入するのはそれなりにリスクがありますよね。
　でも、最近では書籍の中身をある程度閲覧できるサービスも充実してきました。amazonの「なか見！検索」やGoogleブックスの「プレビュー」

第 3 章
ケーススタディ：スマホと看護のいい関係

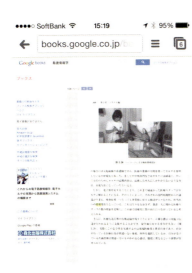

ブラウザのウインドウの右側に書籍の中のページが現れました。どんな感じの本なのかがよくわかりますね。まさに百聞は一見に如かずです。書籍内の語句も検索できます。

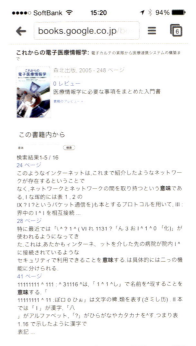

閲覧可能なページにどのような文脈でその語句が使用されているかが一目瞭然ですね。リンクをタップすれば当該ページを表示することもできます。

はまさにネットでの立ち読みを実現するサービスと言えましょう。

　さらに立ち読みより優れているのは、これらのサービスでは、書籍の全文検索を実現している点です。知りたいことがらについて書かれているかどうかを確認するには、その言葉が本文中で使用されているかどうかを確認すれば確実ですからね。

　「なか見！検索」や「プレビュー」で確認しておけば、購入後、「こんなはずではなかった」という失望感を味わうことが減ること間違いなしです。

データ収集編

スマホで文献検索

論文を検索するのはEBNの実践や研究の計画段階において欠かせないプロセスです。スマホも論文検索の有力なツールとして活躍します。

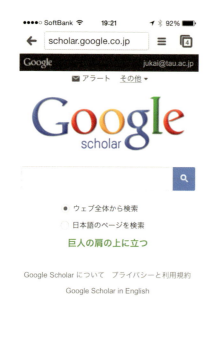

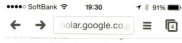

Google Scholar の初期画面。「巨人の肩の上に立つ」とは、過去の膨大な知識（巨人）があるからこそ、われわれはその高みからさらに多くを見渡せるのだ、ということのたとえです。

論文 PDF が閲覧できる場合には、書類のアイコンが出現します。ここをタップすれば論文全文が閲覧できます。

　Evidence-based Nursing を実践するためのエビデンス探しや、研究計画を構想している段階では、先行研究を検索しなければならないことがあります。

　文献探しで真っ先に思い浮かぶのは医中誌 WEB なのですが、サービス自体が有料ですし、検索した文献を読むにはさらに文献複写サービスを利用しなければならなかったりで、個人でサクっと利用するにはちょっとハードルが高いように思います。

　そこでおすすめしたいのが、Google Scholar（グーグルスカラー）です。

第 3 章
ケーススタディ：スマホと看護のいい関係

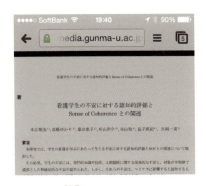

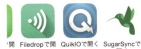

検索した PDF 論文のうち有用なものはクラウドに保存しておきましょう。保存先は、あとで共有や、PDF の全文検索ができる Google ドライブが便利です。

論文の中の語句を検索する場合には、GoodReader や Adobe Reader などのビューアアプリを使いましょう（上のスクショは Adobe Reader のもの）。

　Google Scholar は、主としてネット上の論文や出版物などの学術情報を検索するためのデータベースです。
　論文の中には１本いくらというふうに切り売りされているものも少なくありませんが、Google Scholar では、その論文が閲覧できる複数のサーバをまとめて表示してくれます。
　その中にはひょっとしたら、著者が自分でアップロードしている大学や研究機関の電子アーカイブや個人ブログなど、無料で閲覧できる PDF があるかもしれません。

Part 01

> データ収集編

スマホでアンケート調査

Googleドライブのフォームを利用すれば、ネット上でアンケート調査も手軽にできます。送信されたデータはスプレッドシートに自動的に反映されるので、手入力による手間やミスを防げます。

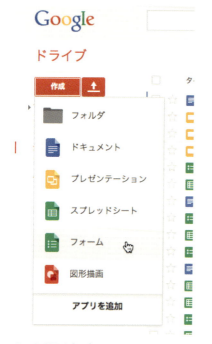

Googleドライブアプリではフォームの作成はできません。スマホのChromeからPC版サイトを呼び出して作成することもできますが、PCで作業したほうがやりやすいでしょう。

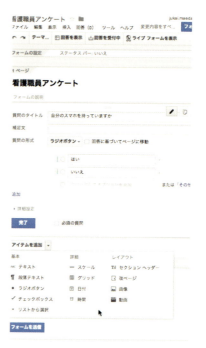

フォームではテキストや択一回答、複数回答、スケールや日付時間などの多彩な回答形式が用意されています。それらを自由に組み合わせてウェブで回答できるアンケートを作成します。

　アンケートというと、印刷した質問紙を配布して回答してもらうというのが一般的ですが、書き文字にはクセがありますし、解析のためにExcel等に入力するのは手間ですし、入力ミスのリスクも見逃せません。
　クラウドに置いたアンケートフォームで回答、送信してもらえば、文字が判読不能という事態や、手入力によるミスを防ぐことができます。手入力の必要がないので、結果を即座に出すことも可能です。
　Googleドライブの「フォーム」を使用すれば、ウェブに関する特別な知識がなくてもウェブブラウザで回答できるアンケートを簡単に作成

第 3 章
ケーススタディ：スマホと看護のいい関係

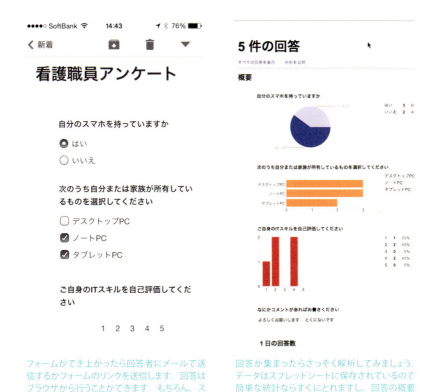

フォームができ上がったら回答者にメールで送信するかフォームのリンクを送信します。回答はブラウザから行うことができます。もちろん、スマホで回答するのも OK。

回答が集まったらさっそく解析してみましょう。データはスプレッドシートに保存されているので簡単な統計ならすぐにとれますし、回答の概要コメントで即座にビジュアル化もできます。

　することができます。ただ、スマホの小さい画面で作成するのはちょっと大変なので、フォームの新規作成には PC かタブレットをおすすめします。

　でき上がったフォームは、メールに埋め込んだり、リンク URL からアクセスしてもらいます。択一式の回答はもちろん、必須回答や、選択した回答に応じて分岐を設定したりなど、かなり細かい設定ができるので、院内研究のみならず、部署や病院内での意見募集、患者満足度調査などにも利用してみてはいかがでしょうか？

共同研究編

文献をクラウドで管理

研究をスムーズに進める上で文献の整理は不可欠です。収集した文献をもっと効率的に活用するための方法についてご紹介します。

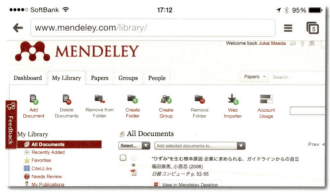

クラウド型文献管理アプリのメンデリーでは、保存したさまざまな文献が My Library に保存されます。（スクショはウェブ版のメンデリーです）

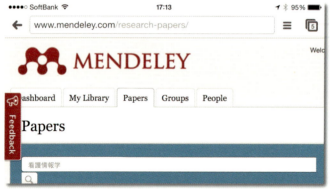

メンデリーを使用すれば探した文献の書誌情報をクラウド上のデータベースに保存することはもちろん、PDF 形式の論文も一緒に保存しておくことができます。

　文献検索をしたのはいいけれど、整理しておかないと、あとで文献のファイルが見つからなかったり「あれ、このフレーズ、どの文献に載ってたっけ？」などという事態は頻繁に起こります。

　文献検索で収集した PDF ファイルは、まとめて Dropbox などのクラウドに保管しておくと、あとからその文献の内容を確認したい時に端末を選ばず閲覧できるのでとても便利なんですが、専用のアプリを使うともっと効率的になります。

　たとえば、Mendeley（メンデリー）というクラウド上の文献管理サー

第 3 章
ケーススタディ：スマホと看護のいい関係

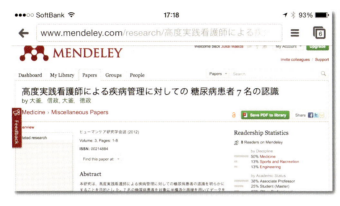

探した文献の書誌情報をクラウドに保存するのでスマホでもPCでも閲覧可能。PDFの保存先をDropboxに設定しておけば、いつでもどこでも論文を読むことができます。

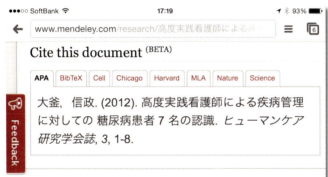

面倒くさい文献リストの書式も、主要なフォーマットに一発で変換してくれるので、リスト作成がとても楽になります。BETA版なので、日本語の場合はちょいと修正が必要。

ビスがあります。メンデリーは基本的に PC 上での操作を前提としていますが、スマホアプリを使えば、自分が作成した文献データベースへのアクセスはもちろん、登録した文献ファイルをクラウドから呼び出して閲覧することも可能です。

　メンデリーで文献を管理しておくと、面倒な引用文献リストの作成もチョ〜楽です。PC アプリ版、もしくはウェブ版のメンデリーを使えば、APA スタイルや Chikago スタイルなどの主要なフォーマットに整形してくれる機能があるのでかなり重宝しますよ。

Part 02 共同研究編
共同研究のプラットフォーム

共同研究を行うためにはデータやメモ、原稿などをクラウドに置いてメンバー全員で共有すれば、いつでも最新の情報にアクセスできるので、進行もスムーズです。

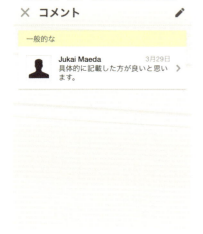

Googleドライブに保存されたGoogleドキュメントなら、スマホ上で共同編集者が直接ファイルをいじったり、必要なコメントをつけたりすることが可能です。

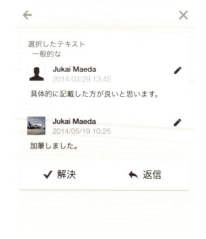

コメントに対しては返信のオプションがあります。対応した人が返信しておけば、誰がどんな対応をしたのか一目瞭然です。対応済みのコメントについては「解決」ボタンを押しておきましょう。

　複数のメンバーと共同で研究を行う場合、よく「たたき台を共有します」と称して電子メールで送ってしまうこと、ありませんか。でも、これは「共有」ではなく「配布」と言ったほうが適切ですよね。
　配布したファイルにメンバーが思い思いの修正やコメントをつけて返送されると、とりまとめ役の作業は並大抵ではありません。編集を前提とするなら、きちんとクラウドで「共有」しておきたいところです。Googleドキュメントなら、メンバーが同時に、スマホで閲覧や編集ができるので、空き時間にサクッと進められます。

第 3 章
ケーススタディ：スマホと看護のいい関係

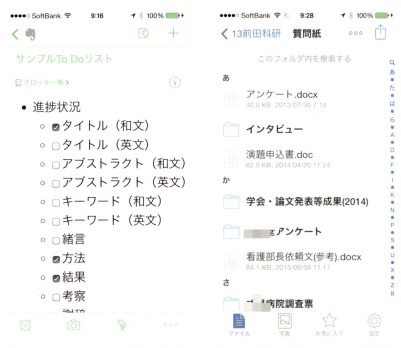

Evernote のチェックボックスを利用すると進捗状況のチェックリストも簡単に作成・共有できます。共有相手にも編集してもらうならプレミアムにアップグレードしましょう (有料)。

Word で作成したアンケートフォームや依頼文など、別のアプリで作成したファイルはまとめて Dropbox に保存して、研究メンバーと共有しておくと便利です。

　研究活動や報告書の進捗などもクラウドで管理しておくと、どこまで進んでいるのかをメンバー同士がリアルタイムに情報共有できるのでぜひ活用したいところです。Evernote のチェックリストフォーマットはなかなか使い勝手がよいです。

　Google ドキュメントに変換した際にレイアウトを崩したくない Word ファイルや、Word 特有の機能を用いて作成された文書の場合は、Dropbox 上に Word 形式 (.docx) のまま保存するとよいです。その場合は同時編集ができないので注意してください。

Part 02 共同研究編
プレゼン資料もクラウドで

プレゼン資料作成ソフトはPowerPointの独壇場でしたが、Googleで作成すればクラウドの強みを活かしてメンバー総掛かりでよいものに仕上げていくことができます。

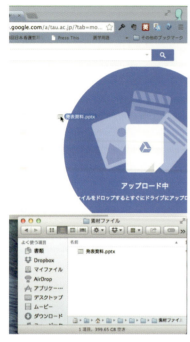

PowerPointで作成したファイルも、PC上でGoogleドライブ画面にドラッグ＆ドロップすれば瞬時にクラウドに置くことが可能。これなら電車の中やスキマ時間に閲覧できますね。

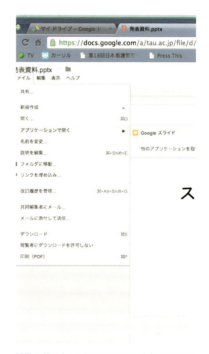

閲覧目的であればPowerPoint形式のファイルのままでOKですか、PC上でGoogleスライド形式のファイルに変換しておくと、ブラウザ上で編集もできるようになります。

　プレゼンテーションのスライドファイルをクラウドに置いておくメリットは、いつでも唯一最新のファイルにアクセスできることです。電車で移動中など、ちょっとしたスキマ時間を利用する際にスマホの携帯性はとても便利です。発表会や報告会などの待ち時間にスライドや口述原稿の確認をしたりするにも重宝します。
　いやいや、そんなのプリントアウトした紙を見ればいいのでは、と思うかもしれませんが、照明を落とした発表会の会場で書類を見るのは結構キツイです。スマホなら暗くて読めないという心配は無用です。

第 3 章
ケーススタディ：スマホと看護のいい関係

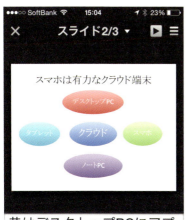
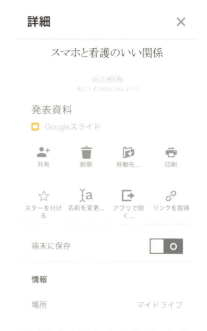

変換した Google スライド形式のファイルをスマホ版の Google ドライブで開いたところ。スピーカーノートを表示しておけば、スライドと口述原稿のチェックがいつでも可能になります。

スライドを共有すれば、研究班のメンバーやアドバイザなどと同じファイルを見て改善策を出しあったりできます。打ち合わせでわざわざ液晶プロジェクタを用意する必要もありません。

　さらに、クラウドに置かれたファイルは共有が容易です。共有設定をするには Google プレゼンテーションファイルの「詳細」を開き、共有ボタンをタップして、共有相手をメールアドレスで指定します。アクセス権は他の Google アプリ同様、「編集可能」「コメント可能」「閲覧可能」の 3 種類の中から適切なものを設定しましょう。
　また、同じく「設定」画面で「端末に保存」を ON にすれば、そのファイルをスマホに保存することが可能です。電波の届かない場所で書類を閲覧するのに便利ですね。

Part 02 共同研究編
スマホでバーチャル発表会

Google Hangouts（ハングアウト）はビデオ通話を行うためのアプリです。これを利用すると、テレビ会議ならぬバーチャル発表会もできてしまいます。

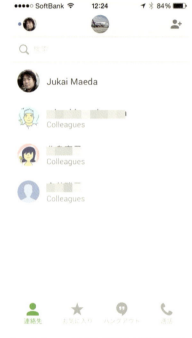

Google Hangouts(ハングアウト)を利用するとPCやスマホ間でビデオ通話を行うことができます。相手と接続するには電話と同じように接続先をタップし、通話方法を指定します。

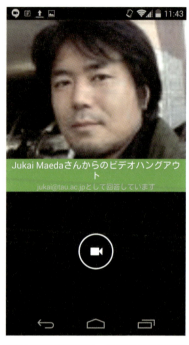

ビデオ通話を指定すると、相手にはビデオ通話のリクエストが届きます。GoogleハングアウトをインストールしたスマホでもPCでも送受信可能です。

　スマホをはじめとしたモバイルデバイスは、スライドのビューワとしても活用できます。これだけでもかなり強力なツールなんですが、ビデオ通話アプリと組み合わせるとPCからスライドを配信してオンラインプレゼンテーションを行うことも可能です。そうなるともはや、何が何でもメンバーが一堂に会して発表会をするのではなく、その時間その場に来られない人はスマホで接続するというバーチャル発表会だってありでしょうね。
　Googleハングアウトは10人まで同時にビデオチャットできるので、

第 3 章
ケーススタディ：スマホと看護のいい関係

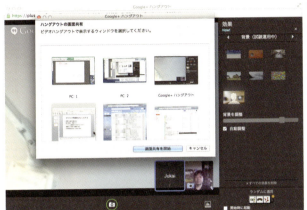

PC を母艦にすれば、ウェブカメラを通してこちらの様子を送信することはもちろん、Google ドライブのコンテンツやデスクトップに表示できるものなら何でも配信することができます。

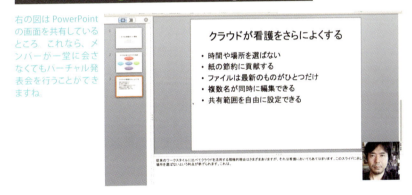

右の図は PowerPoint の画面を共有しているところ。これなら、メンバーが一堂に会さなくてもバーチャル発表会を行うことができますね。

　発表者と会場に 1 台ずつ割り振ったとしても、8 人のバーチャル参加者を発表会に加えることができます。

　配信できるコンテンツは、ライブカメラはもちろんのこと、音声、画像、Google ドライブに保存しているファイル、PC のデスクトップやウインドウの内容など、およそ PC で取り扱うことのできるデータのほとんどが対象です。

　本番の発表会ならずとも、休日を利用した研究グループ内でのリハーサルやディスカッションにもぜひ活用してほしいですね。

看護管理編
勤務表はクラウドで提供

毎月メンバーから穴の開くほど読まれるので看護界のベストセラーとも呼ばれている「勤務表」。メンバー全員が同じ情報を共有するという点では、クラウドで管理すべきものの1つですね。

いちばん手っ取り早い共有方法は、勤務表をスマホのカメラで撮影して、それをメンバーで共有するというもの。見えにくい場合は、ピンチアウトで拡大表示。

もう少し高度な共有は、Excel データを Google ドライブにインポート。集計や勤務変更がスプレッドシート上でできるので勤務表を頻繁にいじるような場合に有効。

　登場人物は毎回かわり映えしないのに、なぜか読者の心をつかんで離さない「勤務表」。でも、縮小コピーしても、紙の勤務表を持ち歩くのはちょっと面倒だし、中にはコピーを許さず、書き写すことを義務化している病棟もあるそうです。21世紀に写経！

　もうそんな前近代的なことはやめて、勤務表もそろそろ電子化してはいかがでしょう。「そんな、電子化なんて、ウチはまだ電子カルテも導入していないのに・・・」なんてちゅうちょする必要はありません。便利なものを便利に使えばいいんです。

第 3 章
ケーススタディ：スマホと看護のいい関係

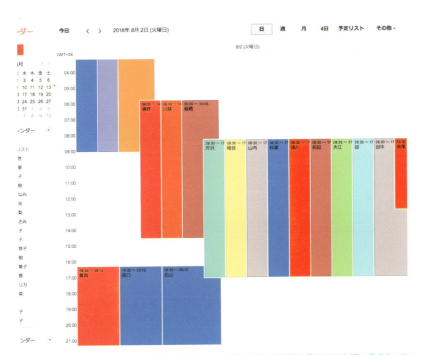

もっと高度な共有は、Googleカレンダーで各メンバーの勤務を入力していく方法。メンバー別に作成した共有カレンダーに勤務時間を入力します。

それをPCの画面で見たのが上記。各スタッフのシフトがビジュアルで総覧できるので、その時間帯に誰が出勤しているのかがひと目でわかりますね。

　最も手っ取り早いのは、作成した勤務表をスマホで撮影してメンバーで共有する方法。これなら、いつもスマホで確認できますし、ピンチアウトで拡大すればたいていの文字は判読できます。

　そもそも勤務表をExcelや専用アプリで作成しているのであれば、スプレッドシートそのものを共有したり、Googleカレンダーに取り込んで共有するという手もあります。

　いずれの場合もオリジナルのデータはクラウドにあるので変更があってもメンバー全員が写経のやり直しという事態は絶対にありません。

103

看護管理編

連絡先をクラウドで共有

スマホの買い替えや機種変更でアドレス帳の移行にも、部署のみんなが使うような連絡先を共有するにもクラウドが役に立つ！いくつかの例をご紹介します。

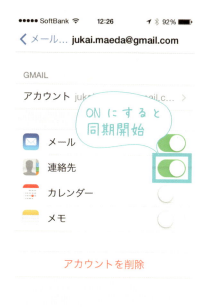

ONにすると同期開始

Android 端末で連絡先 Google の「連絡帳」で一元管理。機種を変えたり、端末が故障しても、新しい端末ですぐに今までの連絡先にアクセスできます。

iPhone の場合は、設定＞メール / 連絡先 / カレンダーから Gmail アカウントを登録して、「連絡先」を同期設定すれば Google の連絡帳が端末に同期されます。

　ガラケーのころは、機種変更や買い替えに際して、登録していた連絡先の移行がちょっと面倒でした。スマホの場合、連絡先自体をクラウドに保存しておけば、端末に依存することなく閲覧、編集ができるので、こころおきなく別の機種に乗り換えることができます。もちろん、水没などで端末自体が壊れてしまったとしても、データはクラウドにあるので安心ですね。

　組織のメンバーや、設備課担当者のケータイ番号、連携病院のMSW、出張美容師さんなど、組織や部署のみんなが使うような連絡先

第 3 章
ケーススタディ：スマホと看護のいい関係

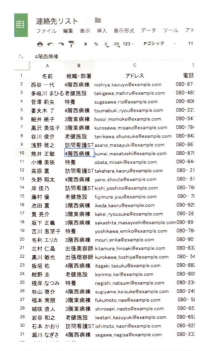

クラウドに共有連絡先を保存する手段はさまざまありますが、Google ドライブのスプレッドシートで連絡先リストを作成して、メンバーに共有設定をかけるというのがオーソドックス

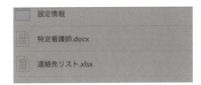

連絡先リストの文書ファイルを Dropbox に保存しておくのもアリ。部署内、病院内などの共有範囲を設定した個別のフォルダを用意しておけば、ファイルごとの共有設定も不要です。

の共有もクラウドで管理すれば楽々です。

　ただ、連絡先情報は結構センシティブな個人情報なので、Google Apps 等を利用していないと、個人のアドレス帳を他のメンバーと共有することはできません。

　無料でするなら、とりあえず Google ドライブや Dropbox などのクラウド上のストレージサービスに、連絡先リストをアップロードして利用するというのが手っ取り早い方法です。これなら、アドレスや電話番号の変更があっても 1 つの書類の変更だけですむので非常に楽です。

Part 03 **看護管理編**
ネタ帳はクラウドに

管理を行う上で、さまざまな規程や管理上必要なデータを把握しておく必要があります。でも、結構な頻度で更新していくようなものを覚えるのは大変。そういうものはクラウドに覚えさせましょう。

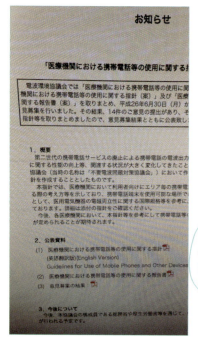

ウェブで見つけた記事、いつか会議で紹介しよう、と思ったらすかさず撮影。Webページならスクリーンショットや Web クリッピングアプリ、ブラウザの共有なんかを使う手もありますよ。

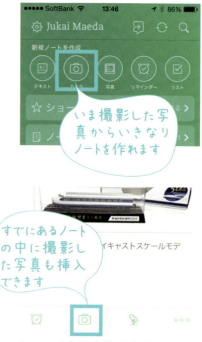

いま撮影した写真からいきなりノートを作れます

すでにあるノートの中に撮影した写真も挿入できます

Evernote の中でも撮影できますし、Evernote のノートの中にあとから撮影した画像を挿入することも可能です。やり方にこだわらず、まずは必要なデータをスマホに入れましょう。

　病床数や在籍看護職員数、はたまた誰が産休中みたいなことは頭に入っていても、先月の病床稼働率や、保険点数などを突然聞かれて、すぐに答えられないということはよくあることです。
　調べて答えてよいものは、わざわざ覚えなくてもいいわけで、そうしたものはクラウドに覚えさせてしまいましょう。いわば、記憶の外付けハードディスクにネタ帳を仕込んでおくようなものです。
　ネタ帳作りに欠かせないのが何でもメモできるツールですが、やはりEvernote が最適。テキスト、音声、写真、画面など、情報の形態を問

第 3 章
ケーススタディ：スマホと看護のいい関係

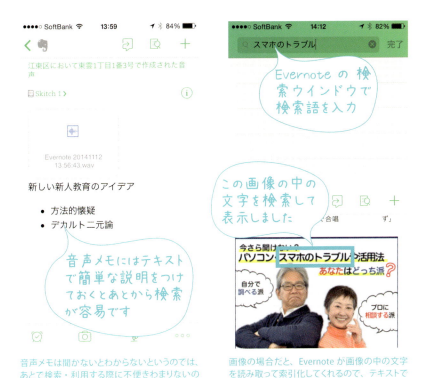

わず格納しておけるので、ちょっとでも心の琴線に触れたものはすかさずメモ。大事なのは、あとで検索するための工夫をしておくことです。

たとえば、アイデアを録音した音声メモには「ネタ」というタグをつけておくとか、あとからどんな検索語で検索しそうかを考えて、その検索語をタグや本文に入れておくのがよいです。

文字が写っている写真や画像の場合は、Evernoteが画像内の文字を認識して探し出してくれますので、わざわざ文字入力を行わなくてもOKです。

Part 04 **訪問看護編**

スマホで自動で行動記録

スマホにはGPSや付近のWiFi機器の位置情報を利用して現在地を正確に割り出す機能がありますが、それを自動で記録し共有できる仕組みを構築することができます。

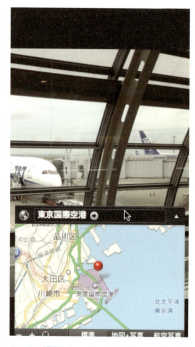

スマホで撮影した写真にはその写真を撮影した場所の情報（ジオタグ）が埋め込まれているので、ジオタグに対応したビューワアプリなら撮影地の表示が可能

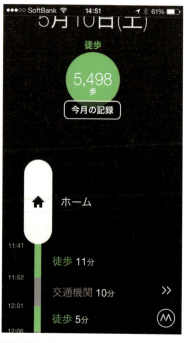

行動記録アプリ Moves の画面。アプリをバックグラウンドで起動させたスマホを持ち歩くだけで何時にどこにいたのか、移動手段は何だったのかを自動的に記録しています

　スマホには GPS(Global Positioning System) や WiFi のアクセスポイントなどのデータを受信して、現在地を割り出す機能があります。スマホで撮った写真に位置情報を埋め込む機能を ON にしておくと、あとからアルバムを見た時に、どこで撮影した写真なのかを特定することができますし、逆に自分がいつどこにいたかを記録するために行く先々でスマホで撮影という使い方もできます。

　位置情報を記録できるのは写真だけではありません。アプリを利用すると日々の自分の行動が自動的に記録されます。たとえば Moves とい

第 3 章
ケーススタディ：スマホと看護のいい関係

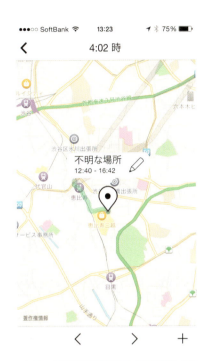

これは、左図の行動記録をマップに展開したもの。筆者が恵比寿近辺でとある学会の理事会に出席した際の行動記録。12:40 から 16:42 まで滞在したことがわかります。

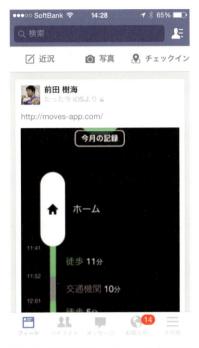

「シェア」機能を使用して、Facebook 等のクラウドサービスに行動記録のチャートを送信することもできます。送信前に適切な共有範囲を設定するのを忘れずに。

うアプリは、自分がいつどこにいたかという情報以外に、歩数をカウントしてくれたり、移動手段が徒歩なのか自転車なのかはたまたそれ以外の交通機関なのかを自動判別して記録します。業務記録だけでなく運動量の記録としても役に立てることができます。それにしても 5,498 歩が筆者のひと月の最高記録とは…。

　また、Moves で取得した行動記録は Facebook 等で共有することができます。共有範囲を職場の人々にしてクラウドで共有すれば、簡単な勤務管理ツールのでき上がりです。

Part 04 訪問看護編
メッセンジャーアプリで連絡

スタッフ同士が離れているからこそコミュニケーションの確保は重要な問題です。チームですぐに共有したい事項や報告事項はLINEなどのメッセンジャーアプリの得意分野です。

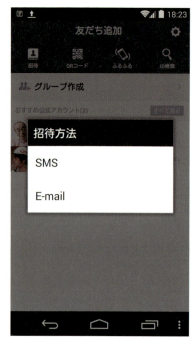

グループメンバーに相手を加えるには、「友だち」になっておく必要があります。友だちを追加するには何種類か方法がありますが、写真はSMSかE-mailで相手を招待する方法です。

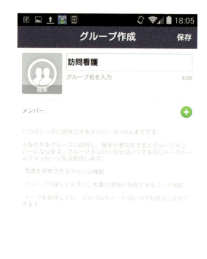

グループを作成するには「友だち追加」の画面を開き、「グループ作成」をタップします。グループ名を入力しメンバーを追加します。写真は「訪問看護」グループを作成しているところです。

　携帯電話が普及したので、公衆電話が見つからなかったり、公衆電話に長蛇の列ができていたり、相手が不在のために連絡がとれないという事態は少なくなったものの、携帯だろうと固定だろうと電話に出られない時は出られないものです。電話ではちょっと大げさだが聞いておきたい「いつ戻る？」みたいな連絡もあります。メンバーへの一斉連絡はいまだに携帯電話でも解決できていない問題でもあります。
　そこで瞬間コミュニケーションツールの出番です。たとえば、LINEで作ったスタッフのグループあてに、「明日は従事者届の提出期限なの

第 3 章
ケーススタディ：スマホと看護のいい関係

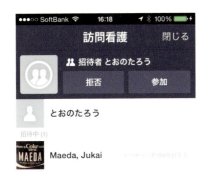

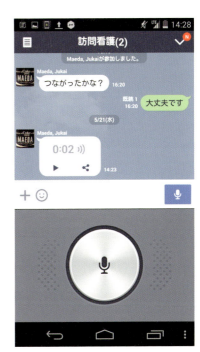

とおのたろうさんから LINE グループ「訪問看護」に招待された Maeda, Jukai さんのスマホ画面．参加するなら「参加」をタップ．身に覚えのない招待なら「拒否」をタップしましょう．

グループに向けてメッセージを送ると、グループに所属しているメンバー全員に配信されます．マイクを使ってボイスメッセージを送ることも可能です．

で忘れずに」とか「○○さんサチュレーション低いそうなのでちょっと寄ってから戻ります．会議始めてて下さい」などの、ちょっとした連絡で情報共有がスムーズになるはず．

　瞬間コミュニケーションの相手は同僚だけとは限りません．利用者や利用者の家族も交えたグループを作成して、「いまステーション出ました．いつも通り到着予定です」、「薬すんでます．今日パートなので途中外出しますがよろしく」みたいな、ちょっとした連絡をとり合ってみてはいかがでしょうか．

Part 04 　訪問看護編
共有カレンダーで予定管理

紙のスケジュール帳には根強い人気がありますが、予定の共有をクラウドで行うと、もう紙には戻れないくらいの便利さがあります。クラウドでスケジュール管理する利点とはなんでしょうか。

Googleカレンダーを利用して訪問日時を入力しているところ。この情報はクラウドに保存され、PCや他のデバイスからも自分のアカウントでログインして確認することができます。

会議の予定など、複数の人が参加するようなスケジュールについては、参加者のメールアドレスを入力して予定を共有すると、相手のカレンダーにも予定が反映されます。

　スマホのユーザでも「スケジュールは手帳でないと」という人は結構いたりして、紙のスケジュール帳には根強い人気があります。たしかに大抵の場合、手帳をパッと開いて書くほうがスマホに入力するより早いし、図形なんかも描けます。
　でも、スマホのカレンダーで予定をクラウドに保存すれば、PCや他の端末、場合によっては他人のスマホから自分のアカウントでログインして、予定を確認することができます。手元に手帳がなくても大丈夫。
　定期的な予定なら、「毎週水曜日」などのパターンを入力すれば最初

第 3 章
ケーススタディ：スマホと看護のいい関係

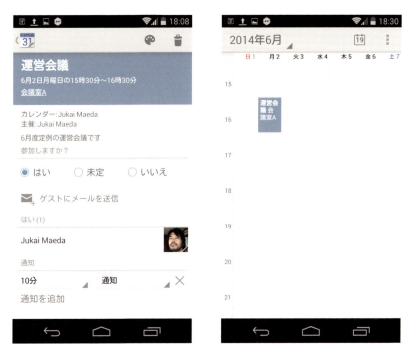

会議参加を要請されたメンバーには、メールとカレンダーに招待状が届きます。ここで参加可否の返事をすることができます。また、自分用のリマインダ(例では10分前)も設定できます。

参加可能な共有スケジュールについては、自分のカレンダーにその内容が反映されます。1人1人が入力するよりミスは軽減されるし、あらかじめ参加予定者がわかるのが便利。

の予定だけ入力すればあとの予定は勝手に埋めてくれます。

　手帳の場合、もしなくしてしまったら自分の個人情報がダダ漏れの危険性があるし、バックアップもないから予定表の復旧には相当に時間がかかります。スマホなら万が一なくしたとしても、パスワード保護やリモートリセットなどで情報の漏洩を防ぐ手段はありますし、クラウドにバックアップがあるので復旧も容易です。

　職場のみんながスマホでスケジュール管理をしていれば、会議の時間調整や、招集のアナウンス、諾否の返答なんかもラクラクです。

第4章

スマホで広がる看護の未来

　本章では、スマホを使用した看護の近未来像について私案として触れます。

Part 01 　クラウドサービスで作るカーデックス
Part 02 　スマホを活用して書き言葉依存から脱却
Part 03 　看護師のコミュニケーションにスマホを活用
Part 04 　クラウドで看護記録の蓄積と活用

クラウドサービスで作るカーデックス

電子カルテの普及によってその役割を終えたかに見えるカーデックスですが、クラウドサービスで電子カーデックスを構築したら看護にとって有力なツールとなること間違いなしです。

従来のカーデックスを使用した仕事風景

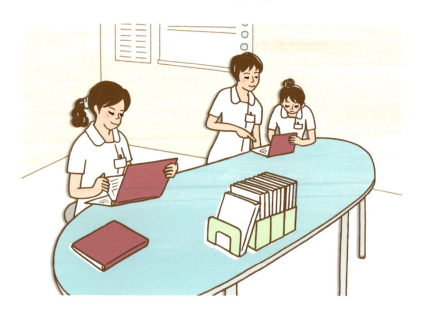

クラウドサービスで作るカーデックスには、看護師に必要なデータだけを集約して表示するという、旧来のカーデックスに準した利点のほかに、ステーションに行かなくても、いつでもどこでも手もとの端末で閲覧できるという利点が期待できます。画面が小さくても、スクロールやピンチアウトで対応できるのでまったく問題ありません。

　カーデックスは、看護計画、オーダー、ADL、検査データなど、その患者のケアに必要な情報が俯瞰できるもので、看護にとって有用な情報集約のツールです。しかし、紙ベースのカーデックスは、基本的に他の情報源から転記しているので、急にオーダーが変更になったり、看護計画が変更になった時に担当看護師が転記を忘れたりすると古い情報がそのまま残ってしまうというデメリットがありました。電子カルテの導入でカーデックスが姿を消した病院もあります。
　今さらカーデックスなんて時代錯誤と思われる方もいらっしゃるかも

第 4 章
スマホで広がる看護の未来

クラウド型のカーデックス

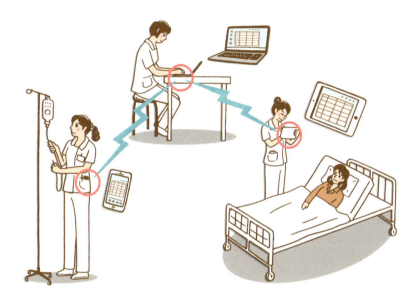

電子カーデックスを電子カルテシステムにつなげることができれば、転記や入力のようなことを行わなくても必要なデータをサーバから自動的に取得してくれるのでさらに便利です。あるいは、

電子カルテシステムそのものを、スマホやタブレットで閲覧できる、看護師向けの表示に切り替えることができれば申し分ありません。

しれませんが、看護師にとっての情報は他職種とは違います。看護にとって必要な情報を俯瞰できるという点ではまさに看護のためのツールであったはず。それが電子カルテの導入でさまざまな情報を画面を切り替えながら見ることを余儀なくされているのだとしたら情報集約型の専門職である看護にとって、むしろ後退と言っても過言ではありません。

　SEが常駐しているような大病院だったら、看護に必要な情報を1画面で見られるようにリクエストしましょう。そうでない場合はクラウドサービスを利用して作ってしまいましょう。原理的にはできます！

Part 02 スマホを活用して書き言葉依存から脱却

たとえば大便の性状を「黄褐色　中等量」みたいな曖昧極まりない書き言葉で表現をするのはやめて、写真で共有したらどうでしょう。もちろん音声データも活用しましょう。

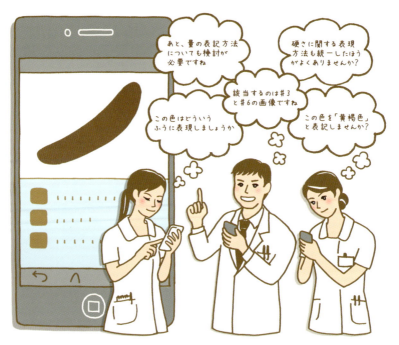

色や性状など、言葉で表現しづらいものを記録するために、スマホのカメラを活用しましょう。スマホで撮った写真なら共有も簡単です。

こうして撮りためた写真をもとにして、色や性状を表現できる用語をあとから当てはめたほうが用語の統一を図りやすいです。

　手書きのメモはOKだけど写メはダメという、看護師の文化の中になぜか根づいている書き言葉への依存。いきおい、看護記録の中には「黄褐色の便が中等量あり」「肺雑音＋」などの言葉が使用されるわけですが、概念の共通理解がない用語を使ってもあまり意味がありません。

　黄褐色と言っても、どんな色を思い浮かべるのか看護師によってまちまちだとすれば、その用語を使用して記録を書いても、読み手次第でいかようにも解釈可能となってしまい、それでは記録の価値が半減です。

　どうせ用語で伝わらないのならいっそのこと写真で残してしまいま

第 4 章
スマホで広がる看護の未来

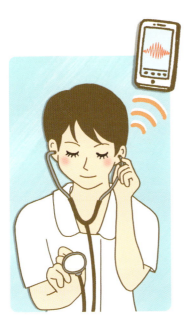

写真だけではありません。肺雑音や腸蠕動音もスマホで録音。今どきのBluetooth対応聴診器なら、無線接続して保存することが可能

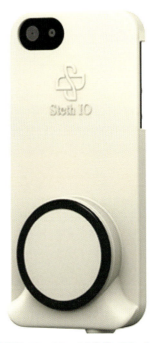

聴診器型のスマホケースも登場。この、Steth IOは15歳の少年が開発したそうです。これを使えば聴診音を生録できますね。
http://www.stethio.com/

しょう。写真ならば、言葉で表現しづらくても、とりあえずどんなものなのかを看護師同士で確認することが可能です。

　また、Bluetooth対応の聴診器や、聴診器付きスマホケースを使用すれば、聴診音だってスマホに取り込むことが可能です。

　今ある名前に各自が勝手に当てはめるのではなく、これらの非言語的なデータが集まってきたら、たとえば「こういう色を黄褐色と表現しましょう」のように、教材やマニュアルの色見本として使用することも可能ですね。

看護師のコミュニケーションにスマホを活用

従来のコミュニケーション手段である、記録、申し送り、PHSに加えて院内SNSが看護の質、患者満足、部署内の風通しを向上させるための有力なツールとなる可能性があります。

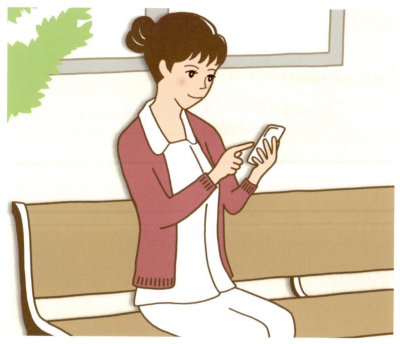

情報集約型の専門職である看護師は、コミュニケーションをどううまくとるかがとても重要なので、SNSを看護業務に利用するとさまざまな恩恵が期待できます。
スマホをいじっていると遊んでいるように見えるという意見もありますが、それは業務で使っていなかったから。業務で使い始めれば、その姿が仕事熱心な看護師という印象に変わります。

　看護師同士で何かを伝える際に、電話だと1人にしか伝えることができないし、同じ時刻に電話口にいなければならないという時間的制約があります。カンファレンスの時間なら、多人数に伝えることはできますが、同時刻に同じ場所にいなければならないという制約があります。掲示板に書いておけば、時間的制約は外れますが掲示板を見てくれなければ伝わりません。

　こういう場合に本書で紹介したクラウドサービスを利用すれば、その時刻、ちょっと手が放せない看護師も、用事がすんだあとに内容を見る

第 4 章
スマホで広がる看護の未来

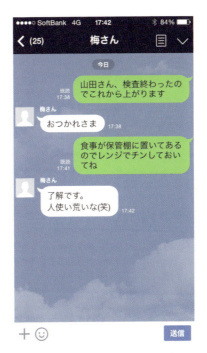

実際、タイの警察では、捜査員同士のコミュニケーションツールとして LINE が利用されているとのことです。院内で SNS を構築できれば申し分ありませんが、使い勝手等、よく知られた既存のサービスをうまく活用することで、スムーズな導入、運用が期待できますね。

ことができます。また、ICU と病棟、外来と検査室など空間的に離れた場所同士のコミュニケーションも円滑に進めることができるでしょう。

たとえば、「今日 15:00 から緊急カンファを行います」とか「梅田さん、今から病棟に上がります。着替えがないようなのでご家族が来られたら伝えてください」など、部署内、部署間での連絡を密にするツールとして、役立てることが可能ですし、利用者満足にも貢献するでしょう。

患者のスマホ利用を禁止しているのに看護師は使ってるじゃないか！という批判をかわす理由で活用を諦めるというのはもったいないですね。

クラウドで看護記録の蓄積と活用

電子カルテの開発にもっと看護師が携わっていたら、看護記録の形も変わっていたはず。スマホとクラウドをベースにした看護情報のやりとりのあり方について筆者の私案全開で述べてみます。

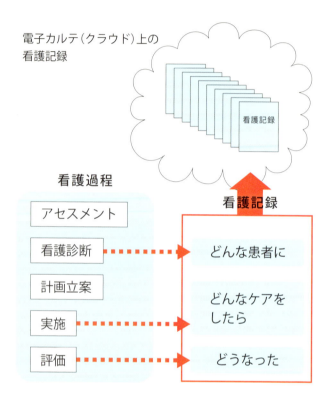

　看護記録が電子化されても相変わらずその恩恵を被ることができないのは、蓄積した看護記録のデータを二次利用するための仕組みが整っていないためです。個人情報の保護に関する法律でも第1条で「個人情報の有用性に配慮しつつ」と謳っているにもかかわらず、個人情報を囲い込んで金庫の奥にしまっておくことが正しいのだ、という誤った認識が看護界に浸透しています。

　標準化された用語で看護記録をつけていれば、どんな患者に（看護診断名）、どんなケアをしたら（看護実践用語）、どんな結果になったか（看

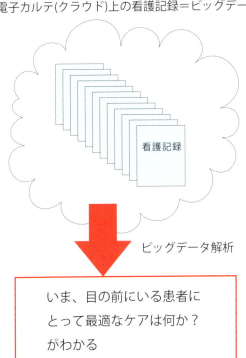

護成果用語）というビッグデータが蓄積されていきます。

　これらをあとから解析すれば、どんな患者にどういうケアが有効なのかという根拠に基づく看護実践に役立つエビデンスが得られる可能性が高いのです。また、有効とされるケアがこの病棟で行われていない理由は何だ？といった質の管理にも利用可能です。

　そう考えると、ただ記録をしておしまい、というだけで、臨床知が相変わらず個々の看護師の頭の中に蓄積されていくだけなら、看護にとって電子カルテの意味はあまりないと言えるでしょう。

Afterword

　総務省の通信利用動向調査によれば、携帯電話の世帯普及率はここ10年来90%超。つまり、ほぼ頭打ち状態なんですが、2008年のiPhone本邦上陸以降、スマホが従来のガラケーを席巻し、2013年末には携帯電話に占めるスマホの割合は60%になりました。

　スマホはガラケーと違って、アプリをインストールすればいろいろな機能が実現できますし、スマホで利用できる多くのクラウドサービスはOSや機種に依存せず使用できるのもとても便利。スマホで作成した文書をPCで閲覧なんてことも簡単にできちゃいます。

　交代制勤務で複数のスタッフが共通のデータを利用する機会の多い看護職は、クラウドがとても有効な職種と言えます。しかし、残念なことに、医療機関では長年携帯電話の利用が一律に禁止されていまして、クラウドの恩恵にあずかる機会はほぼ皆無の環境で、業務を余儀なくされていたわけです。

　こんな便利なものを使わずにいるのはもったいないと思っていたところ、2014年8月19日に、電波環境協議会が「医療機関における携帯電話等の使用に関する指針」を公表し、事実上、医療機関の利用者はもとより、医療職にも携帯電話の使用が解禁されました。

これで、看護職が現場でスマホを活用する最大の難関とも言うべき環境面の制約もクリアされました。あとは、より効率的、効果的なケアの実践に向けてスマホを使いこなすだけです。

　本書を読まれた看護職の方々が、「あ、こんなこともできるんだ」とか「こういうふうに利用できないかな」などと、現場のツールの有力な選択肢の一つとしてスマホやクラウドサービスを認識していただければ幸いです。

　今回、自身初（たぶん看護界初）の試みとして Adobe InDesign CC で執筆しました。京極夏彦氏の執筆スタイルを模倣してみたわけです。執筆にあたり、著者の弟であるクリエイティブ・プランナーの前田群緑氏から DTP に関する助言、Android 機での検証、画像提供等の協力を得て完成したことを申し添えます。

　最後に、どちらかというと保守的なイメージのある出版社に所属していながら、看護にスマホを活用するという前例のないコンセプトを打ち出し、タフな企画会議を突破し、完成まで多大なサポートをしていただいた日本看護協会出版会の青野昌幸氏にはマリアナ海溝よりも深く御礼申し上げます。

2014 年 12 月 24 日
前田樹海

あなたのスマホ　看護に役立ちます！

2015年1月20日　第1版第1刷発行　　　　　　　　　　　　　　　〈検印省略〉

著　　者	前田樹海（まえだじゅかい）	
発　　行	株式会社日本看護協会出版会	
	〒150-0001 東京都渋谷区神宮前5-8-2　日本看護協会ビル4階	
	〈注文・問い合せ／書店窓口〉TEL/0436-23-3271　FAX/0436-23-3272	
	〈編集〉TEL/03-5319-7171	
	http://www.jnapc.co.jp	
カバーデザイン	神永愛子（primary inc.,)	
本　文ＤＴＰ	前田樹海	
イ ラ ス ト	サイトウトモミ	
印　　刷	株式会社フクイン	

本書の一部または全部を許可なく複写・複製することは著作権・出版権の侵害になりますのでご注意ください。
©2015 Printed in Japan　　　　　　　　　　　　　　　ISBN978-4-8180-1866-2